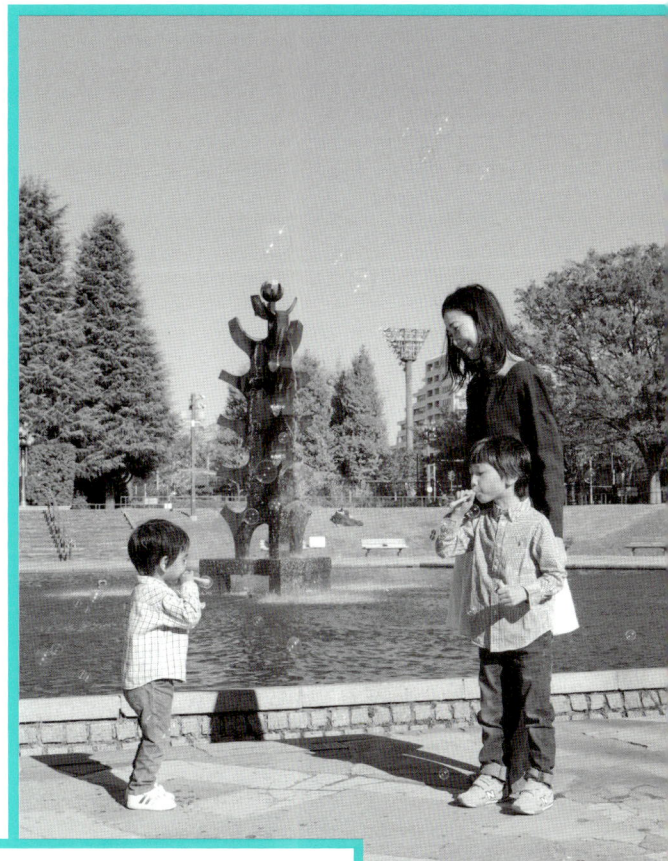

病態を見極め行動できる

子ども急性期看護
評価・判断・対応

Nursing of Pediatric Critical Care

伊藤龍子 編著

医歯薬出版株式会社

執筆者一覧

編集

伊藤龍子　順天堂大学医療看護学部　教授

執筆

伊藤龍子　編集に同じ
大沼仁子　国立成育医療研究センター病院看護部　小児看護専門看護師
齊藤　修　東京都立小児総合医療センター救命・集中治療部集中治療科　医長
原口昌宏　国立成育医療研究センター病院看護部　看護師
吉野尚一　東邦大学医療センター大森病院看護部　小児救急看護認定看護師

This book was originally published in Japanese
under the title of :

Byoutai wo Mikiwame Koudoudekiru
Kodomokyuuseikikango
Hyouka・Handan・Taiou
(Nursing of Pediatric Critical Care)

Editor :
ITO, Ryuko
　Professor, Juntendo University, Faculty of Health Care and Nursing

ⓒ 2015　1st ed.

ISHIYAKU PUBLISHERS, INC.
　7-10, Honkomagome 1 chome, Bunkyo-ku,
　Tokyo 113-8612, Japan

はじめに

　近年は，子どもの置き去りを含む虐待や，いじめ被害による自殺などの報道が著しく増えてきているように思われます．また，虐待を含めて所在が不明な子どもも増えています．大人の勝手な都合によって，子どもたちが闇に葬られているのかと思うと，それが自分の心誤りであってほしいと願わずにはいられません．あたかも，虐待やいじめは日常的にどこにでも存在しているかのように見え，今や，子どもたちは人間らしい営みを送ることが難しくなってきているのではないでしょうか．その責任は，私たち大人と大人たちが構築している社会にあります．昨今の大人たちには，人間にとって目に見えないことこそが最も大切なことであるという認識が欠如しつつあるような気がしております．人間の尊厳，優しさ，思いやり，共感，がまん，かばい合い，支え合い，ゆずり合いなどの心のあり様が軽視され，死語と化して失われつつあるのではないかと危惧しております．このような心は，子ども時代に周囲の大人や社会を介して育まれ，社会全体がそれを支えて人間社会を健全に構築していかなければなりません．

　本書の内容にもありますが，子どもの虐待は急性期医療において発見されることが多く，同様にいじめを原因とする自殺で搬送されるのも急性期医療を提供している医療施設です．小児急性期医療に携わる医療従事者は，虐待やいじめによる被害者と接する機会が多いため，そのような子どもたちの心への配慮を含む総合的・複合的な対応が求められます．

　英語にHumanityという言葉がありますが，日本語では人類，人類社会，人間性，人道，人情，慈愛，慈悲，親切，慈善行為などと訳されます．小児急性期医療に携わる医療従事者は，このHumanityを有していなければ医療を展開することは不可能です．そのような心への配慮がある医療者として活躍している本書の執筆者らは，子どもたちの正義の味方であり，能力高きRising Starであると自負しております．そのような執筆者が集い，今後の小児急性期医療の発展を目指して本書の発行に漕ぎ着けることができました．

　本書は，生理学的予備力が脆弱な子どものいのちを守り，いのちの輝きを支えるために小児急性期医療における蘇生をはじめとした医療と看護の展開について網羅しております．そのため，急性期医療の最前線で活躍する医療従事者はもちろん，保健医療関係職を目指す学生，消防庁管轄の救急隊員，子どもの集団施設に携わる職員，一般市民を含めて多くの方々に手に取っていただき，子どものとっさの事故や感染などによる急な症状の出現の際に，その見極めと対応の手がかりを知る参考にしていただければ非常に幸いに存じます．子どもが子どもらしく輝き，豊かに健全に育まれる社会を目指して，本書をご覧いただけますことを願い，そして本書の執筆者，編集者に心より感謝しつつ，皆様方のご多幸とご発展を祈念申し上げます．

2014年12月　編者　伊藤龍子

もくじ
contents

I 子ども急性期看護 ……………………………………………………（伊藤龍子）01
1. 子ども急性期看護の定義と目的 …………………………………………………… 01
1）子ども急性期看護の定義 …………………………………………………………… 01
2）子ども急性期看護の目的 …………………………………………………………… 02
2. 子ども急性期看護における生命倫理 …………………………………………… 02
1）小児医療における生命倫理 ………………………………………………………… 02
2）成人医療と異なる小児医療の特徴 ………………………………………………… 03
3）小児急性期医療において起こりやすい倫理的問題 ……………………………… 03

II 子どもの蘇生 ……………………………………………………（齊藤　修）09
1. 心停止の予防 ………………………………………………………………………… 11
2. 心停止の早期認識と通報 …………………………………………………………… 12
3. 小児一次救命処置（PBLS） ………………………………………………………… 12
1）ABC から CAB へ …………………………………………………………………… 12
2）年齢による CPR の違い …………………………………………………………… 13
3）一般救助者と医療従事者の一次救命処置の違い ………………………………… 13
4）小児一次救命処置の手順 …………………………………………………………… 14
　　（1）反応を確認する　（2）応援を要請する　（3）気道を確保し，心停止を判断する　（4）胸骨圧迫を開始する
　　（5）人工呼吸を加える　（6）胸骨圧迫と人工呼吸の比　（7）AED を装着する　（8）CPR を継続する
5）子どもの気道異物 …………………………………………………………………… 20
　　（1）反応がある場合　（2）反応がない場合
4. 小児二次救命処置（PALS） ………………………………………………………… 21
小児二次救命処置の手順 ………………………………………………………………… 22
　　（1）応援を要請し，医療資機材を調達する　（2）PBLS を開始し，継続する
　　（3）マニュアル除細動器または心電図モニタを装着し電気ショック（除細動）の適応を判断する　（4）CPR を継続する
　　（5）薬剤投与経路を確保する　（6）薬剤を投与する　（7）原因を検索する

III 子どもと家族の段階的なアセスメントと対応 ……………（吉野尚一）29
1. 初期評価と初期対応 ………………………………………………………………… 29
1）初期評価 ……………………………………………………………………………… 29
　　（1）意識　（2）呼吸　（3）皮膚色
2）初期評価の結果と医療としての対応 ……………………………………………… 30
　　（1）致死的な場合の対応　（2）「具合が悪そう」な場合の対応　（3）「具合が良さそう」な場合の対応

2. 一次評価と一次対応 31
1）気道（Airway） 31
〈気道の異常への対応〉 32
(1) 気道が確保されている場合　(2) 気道の開通を維持できる場合　(3) 気道の開通を維持できない場合
2）呼吸（Breathing） 32
(1) 呼吸運動（胸郭，腹部の上下の動きと安定性，左右のバランス）　(2) 呼吸数　(3) 努力呼吸
(4) 呼吸音（気管支音，肺音）　(5) 経皮的動脈血酸素飽和度（SpO$_2$）　(6) 呼吸障害の評価：呼吸窮迫と呼吸不全
(7) 低酸素血症
〈呼吸の異常への対応〉 36
(8) 体位の調整　(9) 酸素投与
3）循環（Circulation） 38
(1) 脈拍数および心拍数（中枢および末梢）と心リズム　(2) 血圧　(3) 皮膚所見（色・温度）およびチアノーゼ
(4) 毛細血管再充満時間　(5) 外出血および活動性出血の有無　(6) ショックのアセスメント
〈循環状態への対応〉 40
4）神経学的評価（Disability） 42
(1) AVPU 評価スケール　(2) グラスゴー・コーマ・スケール（GCS）
〈意識状態への対応〉 42
5）全身観察（Exposure） 44
(1) 体温（末梢体温と深部体温）　(2) 皮膚所見　(3) 外傷所見
〈全身観察への対応〉 45

3. 二次評価と二次対応 45
1）病歴聴取 45
2）身体診察（または身体観察による評価） 45

4. 三次評価と三次対応 47
1）動脈血ガス分析 47
2）静脈血ガス分析 47
3）胸部X線撮影 47

5. 再評価と対応 48

6. モニタリング 49
1）呼吸モニタリング 49
2）循環モニタリング 49
3）神経モニタリング 49

7. 家族対応 50
1）生理学的蘇生を目的とした治療段階（StageⅠ） 50
(1) 家族の「場」をつくる（Phase1）　(2) 「場」を区切る（Phase2）　(3) 行為を説明する（Phase3）
(4) 家族の精神状態を保つ（Phase4）
2）解剖学的蘇生を目的とした治療段階（StageⅡ） 52
(1) 場を読みとる（Phase5a）　(2) 家族を招き入れる（Phase5b）　(3) 家族の精神的苦悩を解き放つ（Phase6）

Ⅳ 病態別のアセスメントと看護 （原口昌宏・伊藤龍子）55

1. 心肺停止 55
1）症状の概要 56
2）アセスメントとケアの技術 56
(1) 事故防止の啓発　(2) 呼吸障害・ショック・意識障害の早期認識

2. 頭部外傷 58
1）症状の概要 58
2）アセスメントの実際 59
3）ケアの技術と看護のポイント 59
(1) 病歴の聴取　(2) 症状への対処　(3) 重症児の看護

- 3. 熱傷 ………………………………………………………………………………………… 65
  - 1）症状の概要 ………………………………………………………………………… 65
  - 2）アセスメントの実際 ……………………………………………………………… 65
    - （1）熱傷深度の評価　（2）熱傷面積の評価
  - 3）ケアの技術と看護のポイント …………………………………………………… 68
    - （1）ショック期のケア　（2）利尿期のケア　（3）感染期のケア　（4）家族への援助と指導
  - 4）虐待の可能性 ……………………………………………………………………… 70
- 4. 溺水 ……………………………………………………………………………………… 71
  - 1）症状の概要 ………………………………………………………………………… 71
  - 2）アセスメントの実際 ……………………………………………………………… 73
  - 3）ケアの技術と看護のポイント …………………………………………………… 74
    - （1）呼吸管理　（2）循環管理　（3）その他のケア　（4）家族への援助と指導
- 5. 誤飲・誤食 ……………………………………………………………………………… 75
  - 1）症状の概要 ………………………………………………………………………… 75
    - 〈たばこの誤飲・誤食〉 …………………………………………………………… 76
  - 2）アセスメントの実際 ……………………………………………………………… 76
    - （1）症状　（2）摂取状況　（3）摂取量　（4）子どもの状態
  - 3）ケアの技術と看護のポイント …………………………………………………… 77
    - （1）基本的なケア　（2）家族への援助と指導
    - 〈ボタン電池の誤飲・誤食〉 ……………………………………………………… 78
  - 4）アセスメントの実際 ……………………………………………………………… 79
    - （1）症状　（2）経路　（3）電池の種類
  - 5）ケアの技術と看護のポイント …………………………………………………… 80
    - （1）基本的なケア　（2）家族への援助と指導
- 6. 呼吸苦 …………………………………………………………………………………… 81
  - 1）症状の概要 ………………………………………………………………………… 81
  - 2）アセスメントの実際 ……………………………………………………………… 82
  - 3）ケアの技術と看護のポイント …………………………………………………… 82
    - （1）酸素投与　（2）吸入　（3）家族への援助と指導　（4）呼吸苦に対する適切な判断
- 7. 低血糖 …………………………………………………………………………………… 84
  - 1）症状の概要 ………………………………………………………………………… 84
  - 2）アセスメントの実際 ……………………………………………………………… 86
  - 3）ケアの技術と看護のポイント …………………………………………………… 88
    - （1）急速輸液　（2）緩速均等輸液　（3）退院後の留意点　（4）家族への援助と指導
- 8. 熱性けいれん …………………………………………………………………………… 89
  - 1）症状の概要 ………………………………………………………………………… 89
  - 2）アセスメントの実際 ……………………………………………………………… 90
  - 3）ケアの技術と看護のポイント …………………………………………………… 91
    - （1）基本的なケア　（2）家族への援助と指導
- 9. 嘔吐・下痢 ……………………………………………………………………………… 92
  - 1）症状の概要 ………………………………………………………………………… 92
  - 2）アセスメントの実際 ……………………………………………………………… 93
  - 3）ケアの技術と看護のポイント …………………………………………………… 94
    - （1）基本的なケア　（2）看護のポイント　（3）家族への援助と指導
- 10. 紫斑 ……………………………………………………………………………………… 96
  - 1）症状の概要 ………………………………………………………………………… 96
  - 2）アセスメントの実際 ……………………………………………………………… 97
  - 3）ケアの技術と看護のポイント …………………………………………………… 97
    - （1）基本的なケア　（2）看護のポイント　（3）家族への援助と指導

- 11. 感染症 ………………………………………………………………………………… 99
  - 1）症状の概要 ……………………………………………………………………… 99
  - 2）アセスメントの実際 …………………………………………………………… 105
  - 3）ケアの技術と看護のポイント ………………………………………………… 105
    - （1）基本的なケア　（2）看護のポイント　（3）家族への援助と指導
- 12. 虐待 …………………………………………………………………………………… 106
  - 1）症状の概要 ……………………………………………………………………… 106
  - 2）アセスメントの実際 …………………………………………………………… 109
  - 3）ケアの技術と看護のポイント ………………………………………………… 110
    - （1）基本的なケア　（2）看護のポイント　（3）家族への援助と指導

V　危機的な心理状態にある家族への心理社会的支援 ……（大沼仁子） 115

- 1. 家族の危機的な心理状態 ……………………………………………………………… 115
  - 1）急性期にある子どもの家族が危機的状況に陥りやすい要因 ………………… 115
    - （1）予測や準備が整っていないこと　（2）子どもの死が想起されること　（3）情報が十分に得られないこと
  - 2）小児急性期医療における家族の体験 ………………………………………… 116
    - （1）ショック　（2）無力感と自責の念　（3）不安と希望の交錯　（4）医療者にお任せするという気持ち
    - （5）自分を奮い立たせる気持ち　（6）きょうだいの体験
  - 3）家族全体に及ぼす影響 ………………………………………………………… 118
    - （1）家族員相互の理解の低下　（2）コミュニケーションの変化　（3）役割構造の変化
- 2. 家族への心理社会的支援 ……………………………………………………………… 119
  - 小児急性期医療における家族への心理社会的支援 ……………………………… 119
    - （1）家族の能力を信じ，家族に寄り添う　（2）情報を提供し共有する
    - （3）家族がケアや意志決定に参加することを支持する　（4）快適な環境を提供する
    - （5）家族で子どもの危機的状況を分かち合えるように援助する　（6）きょうだいに対しても親役割が果たせるようにかかわる

VI　日常生活における子どもの危険を回避するための看護 ……（伊藤龍子） 123

- 1. 子どもの事故の予防 …………………………………………………………………… 123
  - 1）乳幼児期の子どもに起こりやすい事故とその予防 …………………………… 124
    - （1）転落　（2）窒息　（3）誤飲　（4）溺水　（5）転落　（6）やけど・打撲　（7）交通事故
  - 2）学童期以降の子どもに起こりやすい事故とその予防 ………………………… 125
    - （1）転落・転倒・交通事故　（2）切傷　（3）溺水
  - 3）いじめの問題 …………………………………………………………………… 127
- 2. 子どもの危険回避としての感染対策 ………………………………………………… 127
  - 1）乳幼児期の感染対策 …………………………………………………………… 128
  - 2）学童期以降の感染対策 ………………………………………………………… 130
- 3. 子どもを養育する家族のための看護 ………………………………………………… 132

索引 ……………………………………………………………………………………………… 133

I 子ども急性期看護とは

1. 子ども急性期看護の定義と目的

1）子ども急性期看護の定義

　子どもは，年齢が低いほど生理学的予備力が乏しく，全身状態の変化が著しく速い．

　つまり，病態の悪化や改善の速度が，成人に比較して速く，とくに呼吸器系，循環器系，脳神経系の生理学的特性を理解して迅速に対応しなければ，致命的な結果を招いてしまう．そのため，子どもの生理学的特性を熟知したうえで，子どもの危機的な病態を見極めて，救命のために迅速に対応し，かつ合併症を防ぐ必要がある．これまで小児看護は，子どもの難病や慢性疾患を主とした小児科診療の補助と子どもの世話を指す意味合いが強かった．しかし，子どもの不慮の事故による死亡もしくは傷害が減らず，さらに感染症が急激に増加していることなどを背景に，子どもの急性期の生理学的特性を踏まえて危機的な病態に対して行われる小児救急医療と小児集中治療が黎明期を迎えた昨今，新たなパラダイムとして子ども急性期看護の構築が重要課題である．

　したがって，子ども急性期看護とは，子どもの急性疾患や傷害を含むあらゆる危機的な病態を診療する小児急性期医療において，病態の見極めと医療的介入を含めた子どもの急性疾患や傷害に対して初期対応し，重症患者を管理することである．主に，小児救急医療および小児集中治療において，小児看護学の高度な知識と確かな技術をもとに，小児救急医および小児集中治療医との協働により，子どもの危機的な病態の見極めと医療的介入を実践し，子どもの健康レベルとその家族の置かれている立場に応じた包括的な看護を提供することを指している．

2）子ども急性期看護の目的

子どもの危機的な病態から緊急度を判断し，重症化を予測しながら初期対応を実践する子ども急性期看護の目的は，救命を図ることとその後の障害を含む合併症を防ぐことである．そのため，看護師は質の高い心肺蘇生（Cardiopulmonary Resuscitation；CPR），CPRに引き続いて行われる高度な救命処置などに関する卓越した技能を有していなければならない．また，子どもとその家族の心理的混乱や危機に対する心理社会的な看護について熟慮断行する度量を有する必要がある．つまり，子ども急性期看護とは，看護基礎教育を受けた後の豊富な臨床経験と救命処置をはじめとした高度な教育と訓練を前提とする高度な看護実践である．

そして，子ども急性期看護は看護師個人の実践では成立せず，重症患者が同時発生する最悪の事態を想定したうえで，医師をはじめとする関係多職種との強固な連携のもとで対応しなければ，利用者すべての救命に至ることは不可能である．さらに，地域全体の「救命の連鎖」を形成する診療体制において，予防，病院前救護，初期診療，小児集中治療室における全身管理などの各部門および各職種間の連携によって，ようやく子どもの救命が可能となる．看護師は子どもと家族の目線に近い存在であるため，子どもや家族の擁護者であらねばならず，協働的なチーム医療における調整的な役割を担うことが求められる[1]．

2. 子ども急性期看護における生命倫理

米国で誕生した生命倫理は，われわれの予想を大きく超えて，「成長産業」として拡大的に発展して来た．生命倫理は，医療と生命科学における問題を道徳的観点から吟味することであり，医療現場では過去に反論や反発を生みながらも，その問題の解決や改善のために当然のごとく吟味されるようになった．かつては，中絶や安楽死，臓器移植などの問題に対して社会的なコンセンサスが得られないまま，医療関係者と利用者の苦悩の日々が長く続いた．その背景として，かつてわが国の医療は，パターナリズムが主流であり，医師が医療のヒエラルキーの頂点となり，それ以外の関係職種者も利用者も従属的で下位の存在として位置づいていた時代があった．その一方で，生命倫理は米国で誕生したものの，その後欧州を中心として世界的に広がり，遅ればせながらわが国の小児医療においてもその流れが浸透し始めたことにより，パターナリズムの色は薄れつつある．

この流れを受けて，本節では，生命倫理の諸原則と小児急性期医療において起こりがちな問題に対する考え方について解説する．

1）小児医療における生命倫理

医療における生命倫理の基本原則は，Beauchamp TL & Childress JF（1979）が執筆した"Principles of Biomedical Ethics"に報告された respect for Autonomy（自律），Beneficence（利益・善行），Nonmaleficence（無危害），and Justice（正義）の4原則に集約され[2]，米国を中心とした生命倫理のシンクタンクなどの関連施設において長年適用されており，かつそのあり方が議論されてきた．そもそも，全人的な医療のあり方を考慮すると，これら4つの原則は生命倫

理の本質でもあり，医療の本質そのものである．したがって，小児医療においても適切に倫理的問題を見極めて改善や解決の方向性を見いだしていくためには，この4原則は不可欠であると考える．

一方，1995年から1998年にかけて欧州評議会は，「欧州のバイオエシックスとバイオ・ローにおける基本的な倫理原則」研究プロジェクトを支援し，その哲学的・政策的な合意事項が，1998年のバルセロナ宣言に盛り込まれた．すなわち，「自律性（Autonomy）」「尊厳（Dignity）」「脆弱性（Vulnerability）」「統合性（Integrity）」の4原則である[3]．欧州における倫理の基本原則をこの4原則に集約したことは，国際的な倫理規範を捉えなおす契機として注目され，これらのいずれの観点にも留意して多角的に捉える必要がある．とくに，小児急性期医療の場面では，「尊厳」や「脆弱性」の観点に重きを置いて医療のあり方を考えていく必要がある．そして重要なこととして，河原は，このような倫理原則を，単に新たな問題領域に当てはめて考えるだけで，解決のための方策が見いだせることはなく，重要なのは，このような倫理原則を意識することで，安全・安心に関する倫理的思考を深化させるための重要な糸口を見いだしうることであると述べている[3]．現代の医療者にとって，比較的苦手とされる倫理的思考を深化させることが正に差し迫った課題であるといえる．

2）成人医療と異なる小児医療の特徴

小児医療における特徴として，典型的な成人医療における医療職者と患者の二者関係とは異なり，医療職者と患者と家族の三者関係が基本となることがあげられる．また，成人医療においては，同意能力を有している場合が多く，両親や配偶者が助言や支援をすることはあっても，患者本人の同意を得ることが可能な場合が比較的多い．したがって，子どもは将来同意の当事者になる能力を秘めている存在であるものの，年齢が低いほど自律性が未熟であるため，両親をはじめとした家族の代理による同意（代諾）を得て医療を進めていくことが基本となる[4]．ただし，子どもの能力にも差があるため一概に年齢で区切ることは難しいが，筆者の提案としておおよそ10歳前後からは家族の支援を受けながら同意の当事者とみなす必要があると考える．

そして，虐待やネグレクトなどの不適切な養育は，両親をはじめ家族によって子どもの心身に危険が及ぶため，子どもの尊厳を第一義的に優先させて医療者は子どもを擁護しなければならない．その場合に，小児医療に従事する医療者は，危険な状況から子どもを救い出すことが先決であり，子どもを危険にさらしている両親や家族から子どもを引き離す必要がある．その両親や家族への対応としては，医療施設や地域の組織的な専門対策チームを介して児童相談所および福祉事務所に通告することが望ましい．さらに，このような不適切な養育は小児医療の現場において発見される場合も多く，不測の事態に備えるために，小児医療に従事する医療者は，心理社会的な対応に関する訓練を通して，専門的な知識や技術を磨いていかなければならない．

3）小児急性期医療において起こりやすい倫理的問題

小児急性期医療における倫理的問題はあらゆる場面に潜んでおり，日々起こっていると言っても過言ではない．問題の種類や内容，深刻さなどに違いはあるかもしれないが，日常的に起

こり得る問題に対して，どのようなポイントで考えを進めたら最良なのかを示してくれるのが，前述の倫理原則である．急性期医療における子どもと家族の立場を考慮して，とくに子どもは社会的弱者であるがゆえに，「尊厳」「脆弱性」「最善の利益」の観点を基盤に考える必要がある．本項では，社会的にコンセンサスが得られにくい深刻な問題として，問題1：治療の差し控えと停止，問題2：医療ネグレクト（Medical Neglect），問題3：臓器移植の3点を中心に問題提起と考え方について解説する．

問題1：
治療の差し控えと停止

1976年，二分脊椎（髄膜脊髄瘤）に罹患している新生児のケアについて，英国の医師John Lorberと米国ジョンズ・ホプキンスの医師John Freemanのシンポジウムがモントリオールで開かれた．Dr. Freemanからの説明では，そのような患者に対して積極的に生命維持治療を差し控えるのは彼の患者のわずか5％であり，Dr. Lorberは彼の患者の75％であった．このようなケースの場合は，治療を積極的に行うべきなのか，差し控えるべきなのか，正しい回答はどれなのかといった問いが投げかけられた[5]．

このような問題について，小児急性期医療においては緊急時の問題に対する初期対応はおおかた試みられるが，その後の生命維持のための治療を開始するのか，それとも差し控えるのかに関してはわが国においてもようやく議論されるようになった．これまでは，医療者個人の意見を公表することもまれであり，多くの疑問を抱きながらも議論すらなされないために，社会的なコンセンサスが全く得られない不遇の時代が続いた．しかし，チーム医療のパラダイムが大幅に改善し，医師を頂点とした従属的で階層的なチーム構成からチーム員個々の立場を尊重した協働的な関係が強調されるようになったこと，同様に生命倫理学や心理学，社会学等の近代科学の進歩により，患者個人の権利を尊重する風潮が啓発されるようになったことを背景に，治療の是非に関する議論が活発に行われるようになった．

ここで大切なことは，子どもにとっての「最善の利益」「尊厳」「無危害」の原則に即して考えることであり，医療者側も迷いや不安が払拭できないとしても，慈愛と内省により自分自身を支えていくことである．それは，その子どもの尊厳を尊重して判断することであるが，人間の生死や自身の意思を表明および想定できない年齢の子どもに対しては，関係者一人ひとり個別の価値観が伴うため，両親をはじめとした当事者の意思は容易に決定できない．そして，急性期医療の場合は，病態の緊急性が高く，医療の展開が著しく速いため，子どもの家族は自分の意思を吟味できない場合が多い．この場合，とくに看護師は，家族がどこまで理解して検討できているのかを確認し，医師からの説明内容を補完して，注意深く配慮しながら対応しなければならない．

今後は，意思決定が容易にできない場合はもちろんのこと，決定に至る経過において医療者と両親をはじめとした家族との間で十分な話し合いをもつことが必須条件である．治療の方向性をどのようにすればその子どもにとって本当に幸せなのか，さらなる治療を開始しないの

か，もしくは停止するのかについて，周囲の大人の意思や意見が優先されてしまわないように，子どもの尊厳を最優先に考えて，人道的責任を果たすことを医療者は心得ておかなければならない．

同様に議論となった事例として，1992年，米国で誕生したベビーKは，無脳症という致命的な先天性欠損症であった．頭蓋と頭皮が全く欠損しており，小脳と延髄の機能が唯一備わっているものの，治療法はない．

2年後，米国上訴裁判所の第4巡回裁判区は医師らに，ベビーKの一命に関わる呼吸停止に陥った場合，蘇生措置を実施するよう命ずる判決を下した．母親は，ベビーKを病院の集中治療室から近くの療養所に転院させ，その後3回呼吸停止に陥り，病院に搬送されて人工呼吸器が装着された．病院側は，蘇生措置によっていかなる医療効果も期待できず，かつ集中治療室での治療コストを勘案して上訴した．医師らは，ベビーKは現代医学を超えた患者であり，医学に残された唯一の人道的な判断とは，全く意味を成さない医療技術を強制することなく，もって生まれた死という運命に身を委ねることであるとした[6]．

どのような医療を施したとしても，患者がその利益を受け取ることができないという事実に対して，医療者がしなければならないことは，死に瀕している患者の身体機能を維持することであり，侵襲と医療費の負担が大きい治療を継続することは困難であると考えられる．

> 問題2：
> **医療ネグレクト（Medical Neglect）**
>
> 1982年4月9日（金），米国インディアナ州でダウン症の新生児Baby Doeが誕生し，誕生から2週間後に死亡した．Baby Doeは，先天的奇形と精神発達遅滞を伴うダウン症だったが，700人から1,000人に1人の割合で発生している病態である．さらに，気管食道瘻を併発した食道閉鎖を有しており，食べられるようになるためには，消化管の外科的修復（あるいは代替の手順）が必要とされていた．それに対して，両親は子どもの外科手術に対する説明を断り，地方および州の裁判所は医療者側と両親との仲裁を拒否し，暗黙のうちに両親の選択する権利が支持された．

Baby Doeの短い生涯を受けて，両親の選択に対する国家的な判断に焦点が向けられるようになり，ニューヨークタイムズの編集者は「新生児Doeの死は，個人的な問題ではない」と言明した．しばらく，行き過ぎた論争があったにも関わらず，新生児の命に絶対的な価値を与えるものは何か，もしあるならば生命維持のためのケアを差し控えるための正当化された決め手となるものは何かという質問に対して，連邦政府による初の試みとなった重大なケースとして語り継がれている．重要なのは，Baby Doeがアメリカ最高裁判所による緊急提訴を審理する前に死亡したことである．後日，当時のレーガン大統領は，Baby Doeのような障害のある新生児を保護するための公約を宣言した私信を保健医療福祉長官に送った．その後，連邦政府機関が対決的な動きや対抗手段を講じ，次第に子ども虐待の防止とその扱いに関する法律が整備されていった．さらに，本件は子どもをネグレクトから保護するための手続きを保留しており，危急的状態で障害のある新生児から医療的に必要な治療を差し控えることを含めて，特別

にMedical Neglectが再定義された[5]．

　Baby Doeの場合は，消化管の手術により食べる行為が可能となる旨の説明を受けたにも関わらず，手術療法の差し控えという判断が極めて早急になされており，子どもの尊厳を十分に吟味できていたのか多くの疑問が残っている．両親が外科手術を拒否した理由も医療者の対応も不透明であり，それ以上に，なぜ地方および州の裁判所が医療者側と両親との仲裁を拒否したのか疑問である．

　少なくとも，医療者側と両親との話し合いが十分になされたとは思えないうえ，アメリカ最高裁判所の緊急提訴の審理がなされる前の死亡であったため，いわゆる餓死したものと推測される．死亡するまでの期間に安楽に過ごせていたのか，不利益を被っていたのではないかなど，さまざまな事実が闇に葬られている感が拭えない．Baby Doe自身は，非常に不幸だったと言わざるを得ない．

　とくに，医療ネグレクトなどの不適切な養育の場合には，このような事態が起こり得るため特段の配慮を要するケースであり，必要な医療が適時に適切に受けられるようにその見極めと配慮が求められる．医療ネグレクトなどの虐待が疑われる場合は，医療者側も個人で対応することは非常に危険であり，多職種による専門対策チームで組織的に対応しなければ，子どもを保護，救命することは不可能である．子どもにとって，致命的な出来事や心的外傷を引き起こすような出来事が起こってはならず，医療者は子どもの「尊厳」と「脆弱性」「無危害の原則」を基本とし，権利擁護の立場にあることを常に念頭に置いて対処する必要がある．

問題3：
臓器移植

　2013年，朝日新聞社が臓器移植提供を行う214施設に調査を行った結果，159施設が回答し，脳死状態になった子どもの臓器提供について検討したのは30施設48件であり，うち1件が提供に至った．検討のきっかけは「主治医からの提示」30件,「家族からの申し出」15件であった．臓器提供について検討したが提供に至らなかった理由として,「家族が望まなかった」36件,「心肺停止など医学的に脳死状態ではなくなった」6件,「虐待が疑われた」3件,「その他」2件だった．改正法では15歳未満からの脳死臓器提供が認められた一方，虐待を受けた子どもは除外される．虐待の疑いを理由に臓器提供を見送った3件は，いずれも明らかに虐待が疑われたわけではなく「完全に否定することは難しい」という慎重な判断だった．日本臓器移植ネットワークによると，国内で移植を待つ15歳未満は少なくとも延べ80人以上いるとされ，実際の臓器提供は2011年4月と2012年6月に計2件あった[7]．

　わが国ではこれまで，他国と比較すると脳死臓器移植の臓器提供に関する制約が厳しく，移植件数が伸びないといわれていた．1997年に制定された「臓器の移植に関する法律」のもとで，移植医療は停滞傾向にあったにも関わらず，この法律は長い間改正・検討がなされてこなかった．2009年，それを受けて政府は，改正案の作成を衆議院議員および参議院議員有志に委ね，A案からE案の5案が提案された．最終的に，従来の「臓器移植の場合に限って脳死を

人の死とする」という内容のままであるA案修正案が可決・成立した．2010年7月17日以降，本人の臓器提供の意思が不明であっても，家族の同意があれば臓器提供が可能となり，併せて15歳未満の子どもから脳死下での臓器提供が可能となった．

　2009年の法改正にも関わらず，脳死状態で臓器提供に至ったのは2件のみであり，移植医療の停滞は改善に及んでいない．子どもの権利擁護の観点から，虐待の疑いに対する慎重な姿勢は必要ではあるものの，移植を必要とする子どもにとって適切な医療を受けることができていない可能性がある．また，臓器提供を検討した施設が臓器提供実施施設の2割弱と少ないこと，臓器提供を検討したとしても，子どもの家族が移植を望まない傾向にあることから，移植医師も家族も医療に対して消極的であることが暗に示された．歴史的に，移植医療という治療法は古くからあったが，米国で1960〜1970年代の心臓移植の件数が増えたものの，その後長期的に生存できない症例が多く治療成績が悪いうえ，高額な医療であるため実現可能性が極めて低い印象がある[8]．そして，法改正時にも議論の的となった，死の定義と脳死の基準を合意形成することの困難さが問題点としてあげられる．死という人間の最期のあり方を検討することは全くの推論であり，今生の生存者は誰も経験していないのが常である．一般的に人間として価値観が伴うため合意形成は不透明であると言わざるを得ない．まして，子どもの死に対して子どもの代理者として家族が当事者の立場で，脳死あるいは死と認めることは心情的に非常に困難を極める．

　一方で医療者は，移植以外に最良の治療法がないと判断される子どもの予後を保障するために，適時に適切な移植医療を受けられるように慎重な姿勢を保持しつつ，必要な医療が受けられるように留意しなければならない．その際に，臓器提供を受ける側へ配慮するとともに，脳死の宣告を受けたことにより心理的混乱を来しているであろう家族に臓器提供の検討を促す場合には，より慎重な姿勢で対応しなければならない．家族が子どもの身体に傷を付けてまで臓器提供をさせたくないと願う可能性が極めて高い現実において，家族が納得して臓器提供に踏み切る決定を支えるための説明をする医師や同席する看護師の葛藤，不安，良心の呵責は計り知れない．医療者と家族で信頼関係を構築することはもちろん重要であるが，信頼関係が構築されればされるほど増していく医療者の苦悩に対する，組織的な対策や話し合いのガイドライン等の後方的支援が急務である．今後も，わが国の医師会や関連学会などによる議論の機会を重ね，一般論のみならず個別の移植事例を蓄積しながら，臓器移植を必要とする子どもとその家族，子どもの死に直面して子どもの臓器提供を決断する家族の両者の異なる立場に配慮する体制が求められている．

　なお，近い将来，新たな再生医療へ移行することで，心身への侵襲の大きな臓器移植という医療技術は不要となり，このような問題について議論する必要がなくなる日が待ち遠しい．

（伊藤龍子）

文献

1) 伊藤龍子：9. 新しい小児救急医学に向けた変革 小児救命・集中治療医学としての再定義，12. 小児急性期看護．救急医学，34（9）：1043-1045，2010．
2) Beauchamp TL, Walters L (ed.)：Contemporary Issues in Bioethics, Wadsworth, 1978, 1994 and Childress JF：Principles of Biomedical Ethics. Oxford UP, 1979, 1983, 1989, 1994，永安幸正，立木教夫監訳，生命医学倫理，成文堂，1997．
3) 河原直人：第5章 生命倫理・研究倫理とバイオセキュリティ，第1節 生命倫理とバイオセキュリティ．「生命科学とバイオセキュリティ デュアルユース・ジレンマとその対応」，四ノ宮成祥，河原直人編，pp131-132，東信堂，2013．
4) Lorry RF, et al.：Ethical Dilemmas in Pediatrics Cases and Commentaries. pp51-65, Cambridge University Press, 2005.
5) Robert CC：2. A Time to Die: Ethical, Legal and Professional Grounds for Judgement. Pediatric Ethics-From Principles to Practice. Monographs in clinical pediatrics; v.9. Robert CC, Cassidy AR, Fleischman (ed.), pp15-24, hardwood academic publishers, 1996.
6) Arthur Caplan (ed.)：due Consideration Controversy in the Age of Medical Miracles. John Willey & Sons, Inc., 1998，久保儀明，楢崎靖人訳，生命の尊厳とはなにか 医療の奇跡と生命倫理をめぐる論争，pp243-253，青土社，1999．
7) 朝日新聞DIGITAL：http://www.asahi.com/national/uodate/0714/TKY201307140020.html
8) 香川知晶：生命倫理の成立 人体実験・臓器移植・治療停止．pp115-120，勁草書房，2002．

II

子どもの蘇生

　欧米では，小児二次救命処置（Pediatric Advanced Life Support；PALS）に代表される心肺蘇生法が，学生レベルまで広く普及している．わが国においても，自動除細動器（Automated External Defibrillator；AED，【写真A】）や心肺蘇生法が普及しつつあるとはいえ，子どもにおけるその使用法，心肺蘇生法まで広く普及しているとは言いがたい．本書を通じ，少しでも多くの人が，まれにしか遭遇しない子どもの蘇生においても，救命の連鎖（Chain of Survival）の一員として知識と技術を学び，蘇生現場で一歩前に進み出る勇気をもっていただく機会となることを切に願う．

　救命の連鎖とは，心停止あるいは心停止が切迫している傷病者を救命するために，以下の要素を迅速かつ円滑に連携させることを指す．

- 心停止の予防
- 心停止の早期認識と通報
- 一次救命処置（心肺蘇生〔Cardiopulmonary Resuscitation；CPR〕とAED）
- 二次救命処置と心拍再開後の集中治療

　救命の連鎖の輪【図2-1】は，世界中の各地域で作成されているが，地域ごとにその要素は微妙に異なる．以下に，わが国における4つの輪について概説し，一次救命処置，二次救命処置へのつながりからそれぞれを概説する．

　救命の連鎖が示す4つの輪のうち最初の3つは，一般市民，駆けつけた救急隊など，その蘇生現場に居合わせた者（バイスタンダー）が主体となって行い，4つ目は医療機関が

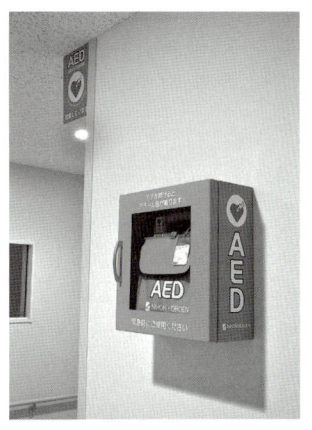

【写真A】 **自動除細動器**（Automated External Defibrillator；AED）

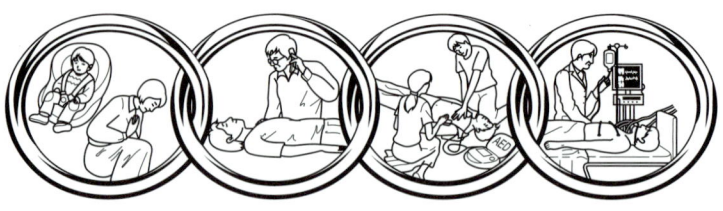

心停止の予防　心停止の　　一次救命処置　二次救命処置と
　　　　　　　早期認識と通報　　　　　　　心拍再開後の集中治療

日本　救急蘇生法の指針 2010

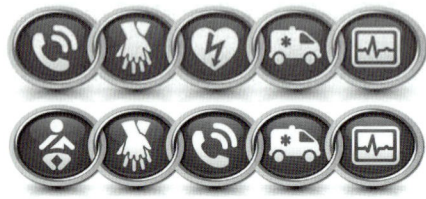

米国心臓協会
(American Heart Association；AHA)

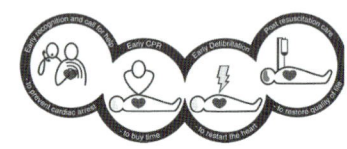

ヨーロッパ蘇生協議会
(European Resuscitation Council；ERC)

【図 2-1】　救命の連鎖（地域ごとの違い）

Column　院外と院内心停止に関する国内外の比較

　北米の調査によると，子どもの院外心停止は，10万人あたり年間8.04人（成人126.52人），生存率は6.4％（成人4.5％）と報告されている[1]．一方，わが国ではどうであろうか．子どもに限定した資料ではないが，総務省消防庁の統計によると2012年に消防機関が搬送した全心停止患者は127,866人に及び，このうち心原性かつ一般市民による目撃のあったものに対する一般市民による応急手当実施率は41.4％，応急手当がなされなかった場合の救命率9.7％と比較して12.7％と高い救命率を示している．ここでいう応急手当とは，胸骨圧迫，人工呼吸などの心肺蘇生法およびAEDによる電気ショック（除細動）の実施を指す．また，同統計によると子ども（18歳未満）の「救急自動車による急病に係る搬送事例数」は，年間23万人に及び，そのうち522人が搬送時死亡に至る．ここでは小児傷病者に対する応急手当実施率を読み取ることはできないが，救急隊現場到着平均所要時間は8.3分である[2]．この間，身近にいる者，その場のバイスタンダーに何が可能か，十分に考える「時間」がそこにはある．

　次に，院内心停止患者はどうであろうか．北米15小児専門施設の報告によると，18カ月間に353人もの院内心停止症例が登録された．これによると172名（48.7％）が生存し，そのうち76.7％（132人）は神経学的予後も良好であった．報告は考察として迅速な心肺蘇生の提供が，高い自己心拍再開（Return of Spontaneous Circulation；ROSC）率や神経学的予後良好症例を多く生んだ可能性を指摘している[3]．また，わが国の報告では，12施設45カ月の観察研究で251人の院内心停止症例が登録されている．限られたデータではあるが，一般病床での発生が多く（一般病床44％，集中治療室56％，北米データ；一般病床18％，集中治療室82％），生存退院率は5割程度と先の北米における生存率のデータに比して決して高くない[4]．海を越えて蘇生の質を単純に比較することはできないが，PALSに代表される心肺蘇生法の普及が，学生レベルまで広く進んだ欧米との差を考えずにはいられない．

請け負う．もちろん院内発生事象を対象とした場合は，4つの輪すべてを医療関係者が行うことが前提となっている．

1. 心停止の予防

　救命の連鎖における第1の輪は，「心停止の予防」である．残念ながらわが国では，諸外国に比較して新生児死亡率は低いものの，乳幼児死亡率は依然高い．平成24年厚生労働省の人口動態統計によると，全死亡者数は1,256,359人で，そのうち0～9歳の死亡者数は，2,225人（約0.18％）であった．主な死因は，不慮の事故が5～9歳の死因の第1位で，0歳では第4位，1～4歳と10～14歳では第2位であった【表2-1】．この結果は，不慮の事故をどのように防ぐのか，どのような対策を講じているかを問われている．例えば，チャイルドシートや自転車のヘルメット，階段やため池などに対する防護柵，誤嚥予防の啓蒙活動などである．さまざまな場面でそれらを目にするが，わが国における統計をみると，結果として十分であるとは言いがたい．唯一事前に最大限の効果を期待できるこの「予防」という心停止に対する介入方法を，わが国も学会，行政などを通じて，よりいっそう積極的に推進すべきであろう．

　院内における予防は，状態悪化をきたした子どもへの早期の気づきに尽きる．最近のトピックでMedical Emergency Team（MET）に代表される早期警戒システムの臨床応用などを見聞する場面も増えてきたが，重要なことは臨床経験に基づいた警戒心といったごく当たり前のアセスメントであり，それに基づいた早期介入こそが院内心停止に対する最大の予防法である．例えば，血圧は維持されているが，末梢冷汗，皮膚色は蒼白を呈している乳児に対して，「血圧がある限りはショックではない」と宣言をし，治療を怠った場合，誤ったアセスメントになる．また，「心拍150 bpmであるから正常だ」とアセスメントしたとしても何の役にも立たない．このようなアセスメントはすべて年齢相当の正常値，前後のあらゆるバイタルサインの推

【表2-1】 子どもの死因別死亡者数

年齢	第1位	第2位	第3位	第4位	第5位
0歳	先天奇形等 807(77.8)	呼吸障害等 313(30.2)	乳幼児突然死症候群 141(13.6)	不慮の事故 93(9.0)	出血性障害 81(7.8)
1～4歳	先天奇形等 177(4.2)	不慮の事故 123(2.9)	悪性新生物 101(2.4)	心疾患 60(1.4)	肺炎 48(1.1)
5～9歳	不慮の事故 102(1.9)	悪性新生物 84(1.6)	先天奇形等 35(0.7)	その他の新生物 32(0.6)	肺炎 28(0.5)
10～14歳	悪性新生物 110(1.9)	不慮の事故 94(1.6)	自殺 75(1.3)	心疾患 25(0.4)	脳血管疾患 18(0.3)
全年齢総数	悪性新生物 360,790(286.4)	心疾患 198,622(157.7)	肺炎 123,818(98.3)	脳血管疾患 121,505(96.5)	老衰 60,669(48.2)

（厚生労働省：平成24年人口動態統計月報年計（概数）の概況）

移を加味し，さらにごくわずかな末梢冷汗をもショックや呼吸不全の一兆候ではないかと疑いながらアセスメントできるかが，重要かつ最大の院内心停止予防法といえる．日頃から子どもの微細なバイタルサインの変化に対して客観的かつ継続的に評価できるように心がけたい．

2. 心停止の早期認識と通報

　早期認識とは，突然倒れた人を見かけた際に，直ちに心停止を疑い，確認することである．その可能性が確認できたら直ちに119番通報や院内の蘇生コードを要請する．当たり前のようであるが，まれにしか遭遇しない「突然倒れている，反応のない子ども（傷病者）」に最初に何をしなければならないかわからなくなることは想像に難くない．また，それが顔面蒼白，口唇は暗赤色，全く身動きをしないとわかれば，誰もが慌てふためきいっそうわからなくなることは当然である．そこであらためて，救命連鎖の第2の輪は，「心停止の早期認識と通報」の重要性をうたうことになる．これまでは救助者が1人の場合，心停止の子どもに対しては2分間のCPRを行ってから通報するという順番であったが，成人同様，まずは通報を優先し，しかるべき後にCPRを行うことと改訂された．携帯電話の普及や，少しでも早く応援要請や資機材調達をする利点を考慮した結果であり，誰しもが滅多に遭遇しない心停止に対して，迷いなく，ためらうことなく通報，胸骨圧迫へと進んでもらいたいという意図が読み取れる．

3. 小児一次救命処置 (PBLS)

　小児一次救命処置（Pediatric Basic Life Support；PBLS）は，救命の連鎖における第3の輪をなし，胸骨圧迫と人工呼吸を中心としたCPRおよびAEDによる電気ショック（除細動），気道異物除去を包括した蘇生処置を指す．そのいずれも子どもにかかわることが多いとされる一般市民，すなわち保護者，保育士，幼稚園・学校教員，ライフセーバー，スポーツ指導者などを対象として学ぶことが推奨される．

1) ABCからCABへ

　PBLSは平成22（2010）年に発行された日本蘇生協議会（Japan Resuscitation Council；JRC）蘇生ガイドライン2010に基づき，これまでよりも成人との違いを最小限とする配慮がなされた．その理由は，まれにしか遭遇しない子どもの蘇生事象に対しても，少しでも多くの一般市民，子どもに不慣れな医療者が，躊躇なく，等しく迅速に蘇生処置が行えることを期待してのことである．

　近年とくに大きく変化した点は，蘇生処置の行程が，ABCからCABへと変更になったことである．すなわち，気道確保（A），人工呼吸（B）後の胸骨圧迫（C）というABCの順番が，まずは胸骨圧迫（C），次いで準備ができ次第，気道確保（A），人工呼吸（B）というCABの順に変わった．この意図は，人工呼吸を躊躇するあまり，重要な胸骨圧迫が遅れることを防ぐことにある．これまでの認識では，小児心停止の主因は呼吸原性が多いとされ，CPRに際して

人工呼吸（B）に力点が置かれていた．しかしながら，前述のようにできるだけ成人蘇生法と統合し，シンプルな蘇生法の普及を図ることを第一義とし，胸骨圧迫（C）後，準備ができ次第，迅速に気道確保（A）と人工呼吸（B）を開始することと小児心肺蘇生法も改められた．場合によっては，Hands-only CPRという言葉に代表されるように，胸骨圧迫のみの蘇生であろうとも，何もしないよりははるかに良いとされる．

2）年齢によるCPRの違い

【表2-2】に年齢ごとのCPRの手順の違いを示す．最も重要な違いは，胸骨圧迫と人工呼吸の回数比であろう．通常は成人同様，子どもにおいても救助者が1人の場合は，30：2で統一されているが，救助者が2人になったときのみ，15：2へと変わる．それ以外は，成人を基準としたものと大きな違いはない．

3）一般救助者と医療従事者の一次救命処置の違い

一般救助者と医療従事者とでは，気道確保，胸骨圧迫と人工呼吸の比，脈拍の確認，人工呼吸についてそれぞれ違いがある【表2-3】．その違いは，いずれも迅速な胸骨圧迫が必要であり，不慣れな救助者にそれを中断させないようにするためである．

【表2-2】 年齢ごとのCPR手順

要素	成人	小児	乳児
認識	意識がない			
	呼吸がない，正常な呼吸の消失（例：死戦期呼吸）	呼吸がない，または死戦期呼吸のみ	
	10秒以内に脈拍を触知できない（医療従事者のみ）		
CPR手順	C（胸骨圧迫）-A（気道確保）-B（人工呼吸）		
圧迫のテンポ	少なくとも100/回		
圧迫の深さ	少なくとも5 cm	少なくとも前後径の3分の1	
胸壁の戻り	完全に胸壁を元の高さに戻す（2分ごとに圧迫担当を交代）		
圧迫の中断	最小限にする（10秒以内にする）		
気道確保	頭部後屈あご先挙上法（外傷を疑う場合は，下顎挙上法）		
胸骨圧迫と人工呼吸の比	30：2	救助者が1人の場合 30：2	
		2人の場合 15：2	
人工呼吸に熟練していない場合	胸骨圧迫のみ		
高度な気道確保	8-10回/分，胸骨圧迫と非同期，1回1秒の胸上がりを目視で確認		
AED	AEDが到着したら直ちに装着するが，胸骨圧迫の中断は最低限に制限，ショック後毎回胸骨圧迫からCPRを再開する		

※ 色文字は，成人と異なるところ

3. 小児一次救命処置（PBLS）

【表 2-3】 市民救助者と医療従事者の一次救命処置の違い

		市民救助者	医療従事者
反応がない場合の気道確保		行う必要がない.	行う（頭部後屈あご先挙上法・下顎挙上法）が，手間取ってCPRが遅れてはならない.
脈拍の触知	心停止の確認	行うべきでない.	熟練者は行ってもよい.
	CPR中の脈の確認	明らかに自己心拍再開が確認できる反応（正常な呼吸や目的のある仕草）が出現するまで，胸骨圧迫を中断してはならない.	除細動器が到着するまでは不要．正常なQRS波形が確認できた場合のみ確認する.
胸骨圧迫と人工呼吸の比		30：2	15：2 （救助者が2人の場合，小児に対して）
人工呼吸		訓練を受けていない場合は，胸骨圧迫のみを行うべきである.	準備ができ次第，気道確保後2回の人工呼吸を行う.

　公共の場で突然卒倒した傷病者の場合，とくに成人では心原性心停止が多いとされる．この場合，小児呼吸原性心停止と異なり，直前まで呼吸窮迫，不全はなく，血液内の酸素飽和度は比較的高い．このため，人工呼吸を優先するよりもまずは迅速かつ質の高い胸骨圧迫（AEDの装着）の利点が大きい．不慣れな気道確保，脈拍の触知も同様に胸骨圧迫より優先されるものではない．

4）小児一次救命処置の手順

　以下，小児一次救命処置に関してJRC日本版ガイドライン「改訂4版　救急蘇生法の指針2010」に沿い[5]，小児心肺蘇生に対応する手順【図2-2】を，医療従事者を対象として詳述する．

(1) 反応を確認する

　年少児であれば肩を，乳児であれば足底を繰り返し優しく叩きながら，大きな声で呼びかけ，反応を確認する【写真B】．目的のある仕草や何らかの反応，乳児であれば表情，啼泣などで反応の有無を確認する．いずれも確認されなければ「反応なし」と判断し，次へ進む．

(2) 応援を要請する

　反応がない子どもと判断したら直ちに大きな声で応援を呼び，資機材を依頼する．公共の場であれば119番通報とAEDを求め，院内であれば蘇生コードの発令とともに救急カート，除細動器などを要請する．

(3) 気道を確保し，心停止を判断する

　反応がない場合は，気道閉塞をきたしていることも多いため，気道を確保し呼吸の有無をみる．気道確保の方法は，外傷などが疑われる場合は下顎挙上法，それ以外は頭部後屈あご先挙

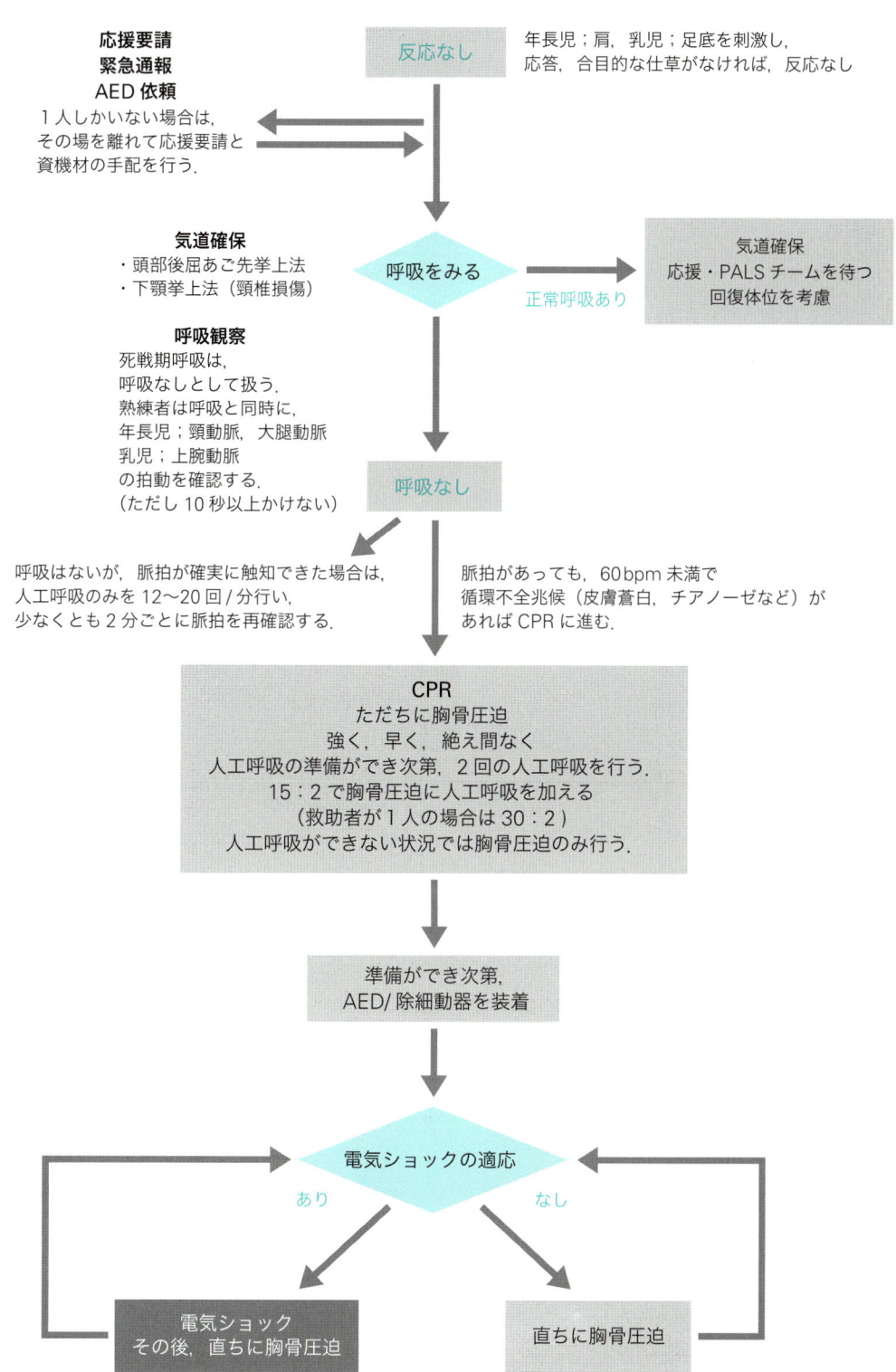

【図 2-2】 小児一次救命処置（PBLS）

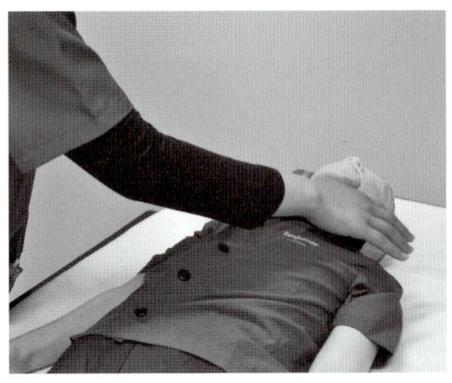

年長児　　　　　　　　　　　　　乳児

【写真 B】 反応を確認する

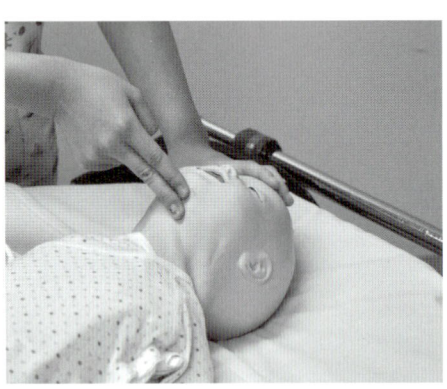

頭部後屈あご先挙上法　　　　　下顎挙上法（外傷などが疑われる場合）

【写真 C】 気道確保

上法【写真C】を用いる．胸壁と腹部の動きを観察，動きを認めないか，死戦期呼吸の場合は心停止と判断する．

　気道確保後，蘇生熟練者であれば同時に脈拍を確認してもよい．乳児であれば上腕動脈を，年長児であれば頸動脈，もしくは大腿動脈を触知する．ただし，その確認に10秒以上かけてはならない．確信がもてない場合には心停止と判断し，速やかに胸骨圧迫に移行すべきである．

　呼吸はないが十分な早さの脈拍が確実に触知できた際には，次項の胸骨圧迫は行わず，人工呼吸のみ12～20回/分行い，少なくとも2分ごとに脈拍の確認を継続する．

(4) 胸骨圧迫を開始する

　心停止と判断された場合は，躊躇なく迅速に胸骨圧迫からCPRを開始しなくてはならない．胸骨圧迫は，胸壁の厚さの3分の1程度，すなわち年長児であれば5cm程度，乳児であれば4cm程度沈むくらいの強さで，テンポは少なくとも100回/分とされる．また，圧迫ごとに完全にその圧迫を解除し，胸壁が元の高さに戻るようにし，静脈灌流を促す必要がある．救助者に疲労がたまってくると救助者の体重そのものが胸壁にかかり胸壁の戻り，すなわち圧迫の解除も弱くなり，胸壁圧迫の減弱とともに悪循環となるため，サイクルごとに交代要員へと引き継ぐ用意も重要である．

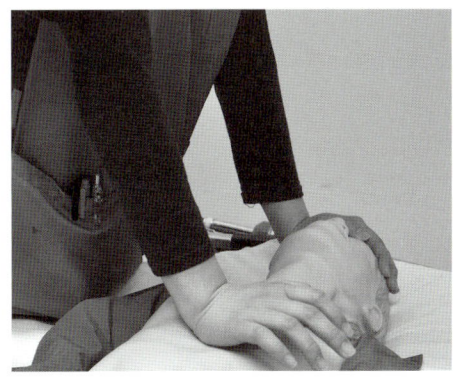 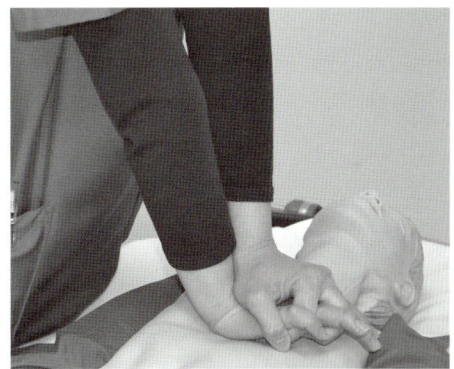

片手による胸骨圧迫　　　　　　　　　両手による胸骨圧迫

【写真D】　胸骨圧迫

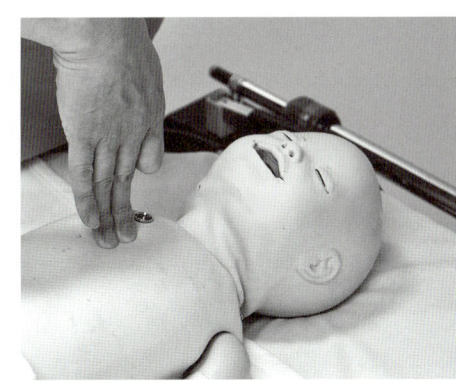 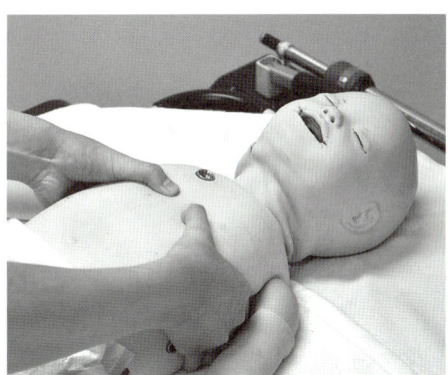

【写真E】　2本指圧迫法　　　　　　　【写真F】　胸郭包み込み両母指圧迫法

　圧迫部位は,「胸の真ん中」とされる．胸骨圧迫に夢中なるあまり，また疲れるにつれて，圧迫部位が剣状突起や肋骨,腹部,頸部などへと容易に変動する．CPRが長引くほどこの傾向は強まり，十分な心拍出を得られなくなるために注意が必要である．また，このような蘇生の質の低下を防ぐためには，蘇生チーム内でのリアルタイムのフィードバックが重要である．公共の場では難しいが，院内であれば互いに圧迫部位の変動，強さ，早さ，胸壁の戻りを確認し，中断を最小限にするといった各要素に対し，建設的に言葉をかけ合うことが大切である．

　胸骨圧迫を行う場合，十分な強さが得られれば，子どもに対しては片手でも両手でもよい【写真D】．乳児の場合は救助者が1人の場合は2本指圧迫法，2人の場合は胸郭包み込み両母指圧迫法がよい．

a．2本指圧迫法

　　胸の真ん中に第2,3指または第3,4指を置き，垂直に胸骨を圧迫する【写真E】．

b．胸郭包み込み両母指圧迫法

　　2本指圧迫法よりも冠動脈に高い灌流圧を供給し，適切な深度，強度の胸骨圧迫が行えるとされる．また，高い収縮期圧，拡張期圧も供給でき，救助者が2名になった際は，速やかに本方法に移行すべきである．

　　方法は，両母指を胸の真ん中に置き，背部に位置する他のすべての指との間で胸郭を包み

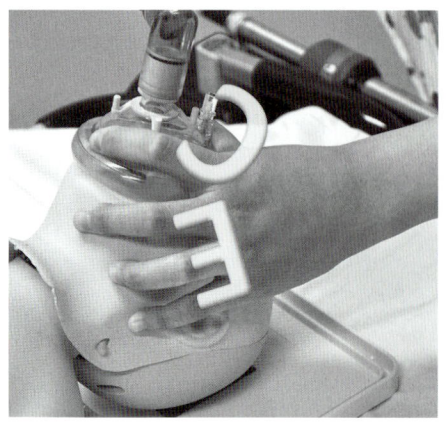
【写真G】 E-Cクランプ法

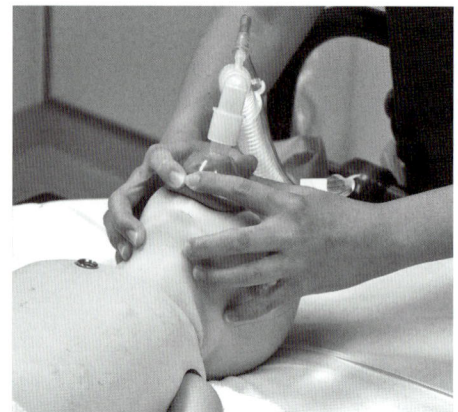
【写真H】 両手によるE-Cクランプ法（2人法）

込みながら，両母指で胸骨圧迫を行う【写真F】．なお，両側から絞り込むように圧迫を加えることまでは推奨されていない．

(5) 人工呼吸を加える

　人工呼吸の準備が整い次第，一連の胸骨圧迫を中断し，気道確保後，人工呼吸を2回行う．誰もがどのような状況でも，いち早くCPRを行えるように，その手順はABCからCABになったが，呼吸原性心停止の多い子どもでは，準備が整い次第，人工呼吸を行う必要がある．公共の場では口対口，院内ではフェイスマスクと自己膨張式バッグまたは流量膨張式バッグを用いてバッグバルブマスク換気を行うことになる（後述，p23参照）．

　フェイスマスクは無理に力を加えて圧着しようとするのではなく，眼球にかからず，優しくフィットするサイズを選ぶことが重要である．なぜならば，バッグバルブマスク換気に不慣れな場合は，フェイスマスクのフィット感を失い，容易にフェイスマスク周囲からの漏れを生じ胸の上がりが得られないからである．

　フェイスマスク固定法は，E-Cクランプ法【写真G】を用いるが，フィット感が悪く，胸の上がりが十分に得られない場合は，両手でフェイスマスクを保持し，別の人に換気をしてもらう方法【写真H】もある．

(6) 胸骨圧迫と人工呼吸の比

　胸骨圧迫と人工呼吸の回数比は，成人と同様30：2で開始する．すなわち，胸骨圧迫を連続して30回行った後に2回の人工呼吸を行う．胸骨圧迫のテンポは少なくとも100回/分を維持することを忘れてはならない．そのうえで人工呼吸は，1回当たり1秒程度かけて2回送気する．胸の上がりが得られることが重要であるが，過度の胸の上がりは，胸骨圧迫で得られる心拍出量に対して不釣り合いな人工呼吸となるばかりか，心臓に戻る静脈灌流を阻害する結果となるために避けなくてはいけない．救助者が2人の場合は，子どもの胸骨圧迫：人工呼吸の比は15：2となる．

(7) AEDを装着する

　成人の心室細動（Ventricular Fibrillation：VF, p24参照）による心停止において，心停止からCPR開始までの時間と同様，AEDによる電気ショック（除細動）が行われるまでの時間を短縮することは生存率に直結するとされる．そのため，公共の場のバイスタンダーは，反応，呼吸，脈のない人を発見したら迅速にAEDを手配しなければならい．AED到着後は，その準備として衣服を脱がせ，パッドを貼付するが，AEDが到着するまでの間も可能なかぎり胸骨圧迫を中断しないことが重要である．心電図解析，電気ショック（除細動）を行う場合はCPRを中断せざるを得ないが，それ以外は速やかに胸骨圧迫を再開・継続しなくてはならない．

　現在，さまざまな機種のAEDが公共の場に設置されている．その多くは蘇生のタイムラインを音声で案内するが，ショックの適応を指示してくれるだけでショックボタンは救助者自身が押す必要がある．

Column　AEDの操作手順

1. AEDが到着したら，それを操作する者と傷病者の横に置き，電源を入れる．CPRの邪魔にならない場所に置くことが重要である．
2. 次いで音声案内が開始されることを確認しながら，傷病者の胸をはだけ，電極パッドを貼付する．子ども用パッドがある場合は，未就学児にはそれを装着する．貼付位置は通常，右前胸部と左腋窩で乳頭よりやや下方となる（パッドに記載のイラストを参照する）．仮に子ども用パッドがない場合は，パッド同士が触れ合わないようにすれば成人用を貼付することも可能である．場合によっては，胸部前面および背側にそれぞれを貼付してもよい（小児モードへの切り替えを有している器機もあるため，製品ごとに本体の記載説明を確認する必要がある）．
3. 音声案内で心電図解析が始まったら，傷病者から離れ，心電図解析をAEDに行わせる．
4. 電気ショック（除細動）の適応を指示された場合は，一切の蘇生処置をやめ，すべての人が傷病者から十分に離れていることを確認後，音声案内に従い，ショックボタンを押す．
5. 電気ショック（除細動）が実施され，患者が一瞬ビクッとなった（体幹を中心とした筋肉の収縮）後に，速やかに胸骨圧迫からCPRを再開する．AED操作中であっても胸骨圧迫を中断してよいのは，人工呼吸を加えている時，AEDが心電図解析を行っている時，ショックボタンを押して充電・除細動する時だけである．それ以外はできるだけ胸骨圧迫の流れを止めないように努める必要がある．

※　最近改訂された蘇生指針では，小児用パッドがない場合，たとえ1歳未満の乳児においても，成人用パッドの使用を禁止していない（ただし，薬事未承認）．重要なことは，院外心停止の乳児においても積極的に電気ショック（除細動）の適応を見極めることである．成人用の高エネルギーが子どもに有害であるという報告はなく，むしろ迅速な電気ショック（除細動）の有用性をここでは強調しておく．

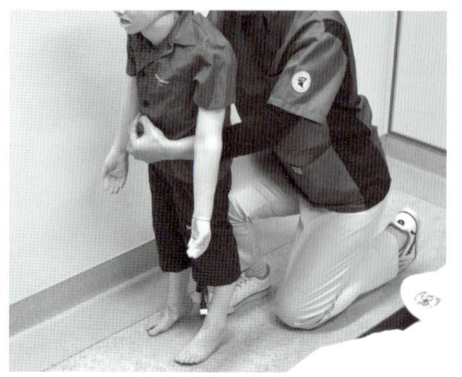
【写真I】 腹部突き上げ法

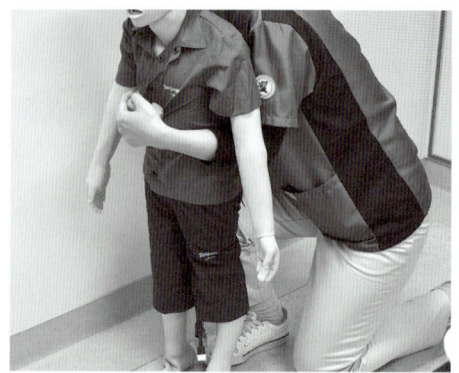
【写真J】 胸部突き上げ法

(8) CPRを継続する

　CPRは，新たに二次救命処置が可能なチームに引き継ぐか，傷病者が十分に回復するまで継続される．十分な回復とは，刺激に対して開眼したり，合目的な動きを示したりすることを指す．そのような反応が得られても，呼吸・循環の評価は継続する．

5) 子どもの気道異物

　気道異物による窒息が疑われる場合の対応は，まずは，応援を要請しつつ咳嗽を確認，咳き込みで閉塞が解除できそうであれば，咳を促し経過をみる．その後，咳嗽ができなくなるようであれば，子どもの反応を確認し異物除去を行う．

(1) 反応がある場合

　子どもにおいても成人同様，腹部突き上げ法，胸部突き上げ法，背部叩打法を用いる．回数やその順序は問わず，異物が除去される，または反応がなくなるまで継続する．
　乳児に対しては，背部叩打法と胸部突き上げ法を交互に複数回行う．乳児の場合は，腹部臓器損傷の可能性があるため，腹部突き上げ法は推奨されない．

a．腹部突き上げ法
　　救助者は子どもの後ろに回り，一方の手で握り拳を作り，剣状突起より十分下方に添え，他方の手で握り拳を握り，素早く手前に引き上げる【写真I】．この方法は，致死的な合併症が生じる場合があるため，慎重な施行，評価が必要である．

b．胸部突き上げ法
　　救助者は子どもの後ろに回り，一方の手で握り拳を作り，胸骨の真ん中に添え，他方の手で握り拳ごと胸骨を垂直に突き上げる【写真J】．この方法は，腹部突き上げ法よりも高い気道内圧を得られるといわれる．

c．背部叩打法
　　救助者は子どもの後ろに回り，左右肩甲骨の中間を手掌基部で強く連続して叩く．

d．乳児の背部叩打法と胸部突き上げ法
　　救助者は，乳児をうつぶせにして前腕に乗せ，手掌全体で顔面を把持，頭部を低く保つ．

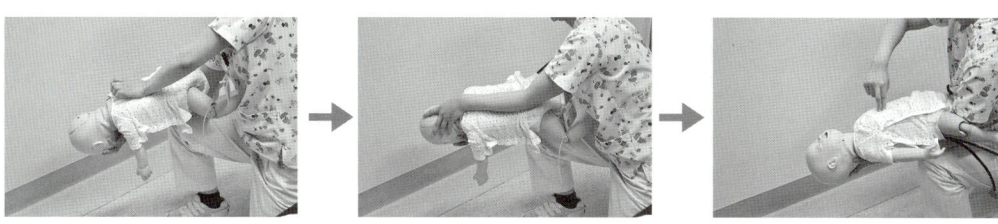

【写真K】 乳児気道異物（背部叩打法から胸部突き上げ法への移行）

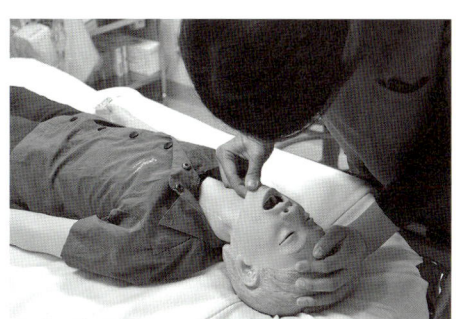

【写真L】 口腔内異物確認

乳児の体重を支えるために大腿から膝を利用する．次いで他方の手掌基部で左右の肩甲骨中間部を連続して叩く．複数回叩打をした後に叩打した手で乳児の後頭部を支え，ひっくり返しながらそのまま同側前腕で乳児を仰向けにして，胸骨圧迫と同様の部位を連続して圧迫することを交互に繰り返す【写真K】．

(2) 反応がない場合

反応がなくなった時点で速やかにCPRを開始する．胸骨圧迫は，腹部突き上げ法と同等以上の胸腔内圧が得られる．また，気道確保のたびに口腔内を確認し【写真L】，視認できる固形物はかき出してもよいが，視認できない状態で盲目的に指を挿入することは推奨されない．その理由は，かえって異物を押し込む可能性があるからである．

4. 小児二次救命処置 (PALS)

小児二次救命処置（Pediatric Advanced Life Support；PALS）は，心拍再開後の集中治療とともに，救命の連鎖の第4の輪を構成する．これまでの輪と異なり，明確に医療従事者を対象としているが，あくまでも胸骨圧迫に代表されるPBLSを基本原則とし，一貫して胸骨圧迫の重要性を示している．

【図2-3】に，PALSにおける心停止アルゴリズムを示す．このアルゴリズムは，高度な気道確保（例えば，気管挿管），骨髄心による薬物投与路の確保，薬物投与，マニュアル除細動器による電気ショック（除細動）を包括しているが，一貫して胸骨圧迫によるCPRをできるだけ持続的に行えるように工夫されている．

小児二次救命処置の手順

以下，小児二次救命処置に関してJRC日本版ガイドライン「改訂4版　救急蘇生法の指針2010」に沿い[5]，小児心肺蘇生に対応する手順【図2-3】を，医療従事者を対象として詳述する．

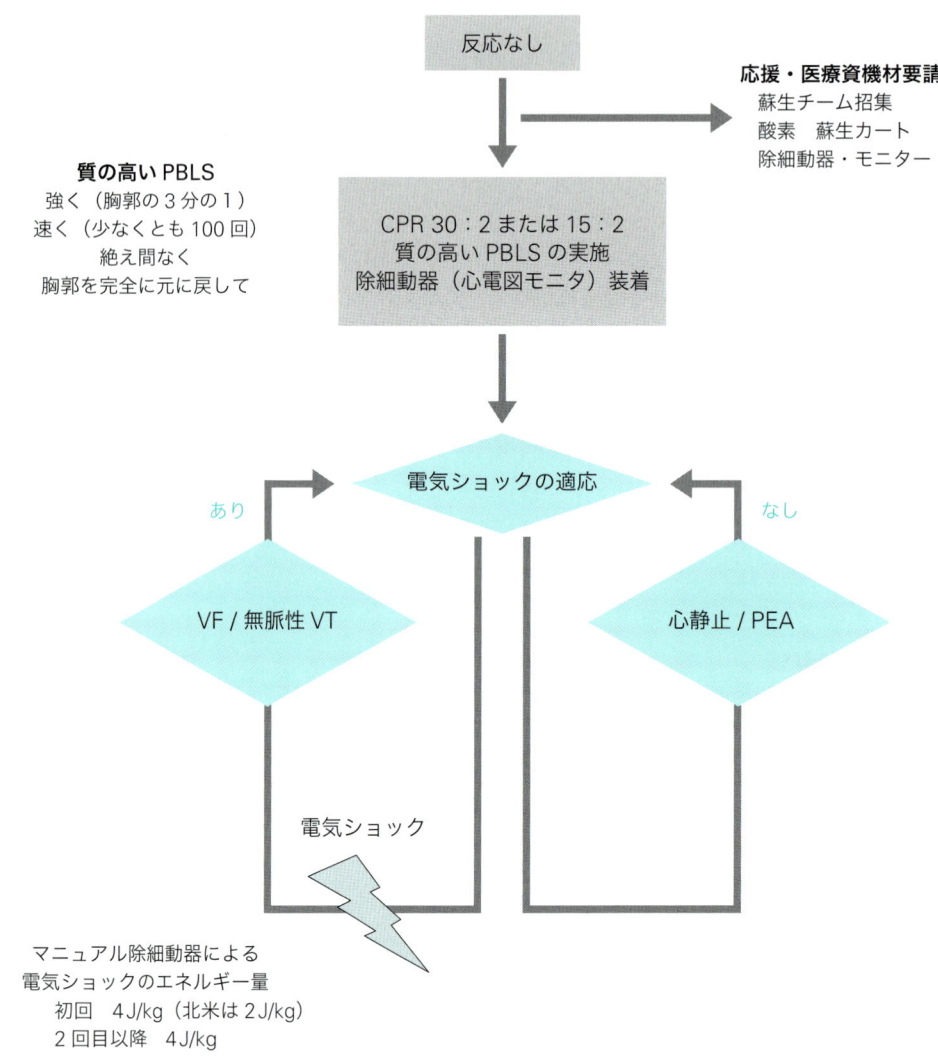

【図2-3】　小児二次救命処置（PALS）

(1) 応援を要請し，医療資機材を調達する

　子どもは呼吸原性心停止が多いが，目の前で突然倒れた場合は，成人同様，心原性心停止を疑わなくてはならない．また，成人同様の手順に従い，救助者が1人の場合は，まずは大声で応援を要請，その場を離れてでも医療資機材を手配しなくてはならない．

(2) PBLSを開始し，継続する

　反応がないことを確認後，胸骨圧迫からCPRを開始する．ここであらためて強調すべきことは，質の高いCPRの継続こそが最も傷病者の生存率を上げるということである．質の高いCPRすなわち胸骨圧迫は，PBLSのみならず，PALSにおいても最重要要素である．次いで準備が整い次第，胸骨圧迫を中断し，公共の場では口対口，院内ではバッグバルブマスク換気によって2回の人工呼吸を行うこととなる．

　バッグバルブマスク換気に用いる自己膨張式バッグ，流量膨張式バッグにはそれぞれ利点と欠点があり，いずれも理解しておく必要がある【表2-4，写真M】．停電を含めた災害時には呼吸機器が停止することを考慮して前者が使用され，集中治療室や救急外来では，重症呼吸不全に対応できるよう後者が常備されている．いずれもその使用方法に慣れておくとよい．

　また，医療者であれば，高度な気道確保として気管挿管やラリンジアルマスクエアウェイの挿入適応が考慮されるが，バッグバルブマスクで有効な胸の上がり，すなわち人工呼吸が得られていれば，急ぐ必要はない．むしろ，胸骨圧迫を中断する時間が長くなることで，生存の可能性を下げることすら憂慮されるからである．もし，気管挿管などの高度な気道確保を施行した場合でも，10回/分の換気回数にとどめ，胸骨圧迫で得られる正常よりは少ない1回拍出量

【表2-4】　自己膨張式バッグと流量膨張式バッグの違い

	自己膨張式バッグ	流量膨張式バッグ
利点	・操作が容易 ・酸素供給源がなくても使用可能	・100％酸素投与ができる． ・自発呼吸に合わせて換気が可能 ・患者気道抵抗や肺コンプライアンスなどを評価できる． ・PEEP（呼気終末陽圧）を意識した換気が可能
欠点	・高濃度酸素投与には不向き（リザーバーバックが必要） ・圧開放弁があり，高圧換気には不向き	・リリーフバルブの調節が難しい． ・酸素ガス供給源がないと使用できない．

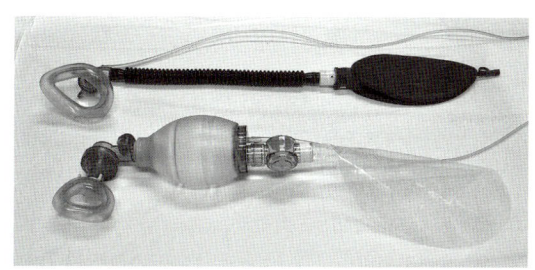

【写真M】　自己膨張式バッグ（上）と流量膨張式バッグ（下）

に見合うようにして，過換気は避けなければならない．

(3) マニュアル除細動器または心電図モニタを装着し電気ショック（除細動）の適応を判断する

PBLS同様，胸骨圧迫中であっても，マニュアル除細動器【写真N】が到着したら速やかに，CPRを中断することなくパッドを装着する．通常の心電図モニタが装着されている子どもであれば，パドルを用いた電気ショック（除細動）のほうが，初回には迅速に行えるが，繰り返し電気ショック（除細動）を行うことを考慮すれば，パッドの貼付が優先される．その理由は，除細動器のパッドでも誘導変更で心電図波形の確認もできるからである．

パッドを貼付できたら，速やかに心リズムチェックを行う．同時に脈拍の触知を行うが，10秒以上かけてはならない．以後リズムチェックは2分ごとに繰り返す（15：2の場合は10サイクル，30：2の場合は5サイクルごと）．

マニュアル除細動機はAEDと異なり，自身で波形を判読しなくてはならないが，ここで複雑な心電図波形は要求されない．PALSにおける心停止傷病者（すなわち脈が触知できない傷病者）においては，心室細動（Ventricular Fibrillation；VF）と心室頻拍（Ventricular Tachycardia；VT）および心静止，無脈性電気活動（Pulseless Electrical Activity；PEA）の4つを判断するだけである【図2-4】．

電気ショック（除細動）のエネルギー量は，わが国においては初回，2回目以降ともに4 J/kgで統一されている．（非同期）電気ショック（除細動）後，直ちに胸骨圧迫からCPRを再開し，

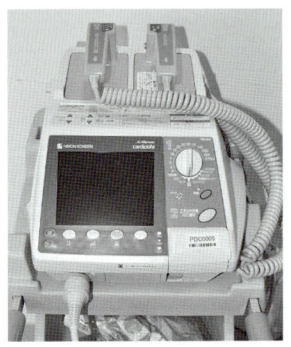

【写真N】 マニュアル除細動器

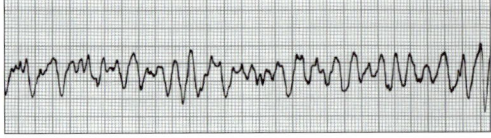

心室細動（VF）

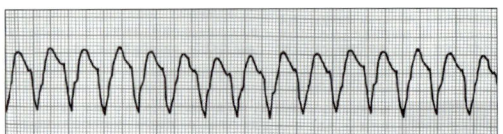

心室頻拍（VT）

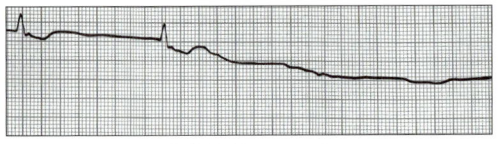

心静止（Asystole）

一見通常の心電図波形を示す場合もあるが，脈拍を触知できない波形を指す．

無脈性電気活動（PEA）

【図2-4】 判読すべき心電図波形

2分後に再度心リズムをチェックする（電気ショック（除細動）直後は無脈性電気活動の場合が多く，脈拍を確認せずにCPRを再開する）．心リズムが心室細動，心室頻拍または心静止でない場合は，脈拍を確認してもよい．ただし，脈の触知に確信がもてない場合は，心電図波形に関わらず，迷わずCPRを継続する．

（4）CPRを継続する

十分な脈拍の触知や，合目的な仕草が認められないかぎり，CPRを継続しなければならない．中断してよいのは，高度な気道確保がなされていない人工呼吸中と，心電図波形確認（および脈拍の触知）時と電気ショック（除細動）を行うときだけである【図2-5】．

（5）薬剤投与経路を確保する

PALSでの薬剤投与経路には，末梢静脈路・骨髄路の2種類がある．蘇生中は，前者の確保が困難な場合が少なくないため，躊躇せずに骨髄路の確保を選択してよい．

（6）薬剤を投与する

心停止における薬剤投与で重要なものは，血管収縮薬としてのアドレナリンである．その投与量は0.01 mg/kgで，市販のもの（1 mg/mL）を生理食塩水などで10倍に希釈し，0.1 mL/kgとするとよい．心停止における心電図波形がいずれの場合でも3～5分ごとに投与する．心リズム確認はおおよそ2分ごとを目安とし，その心リズム確認2回に1回，アドレナリンを投与する．すなわち，4分ごとと覚えておくとよい．

また，もし心電図波形が心室細動または心室頻拍であった場合は，抗不整脈薬としてアミオ

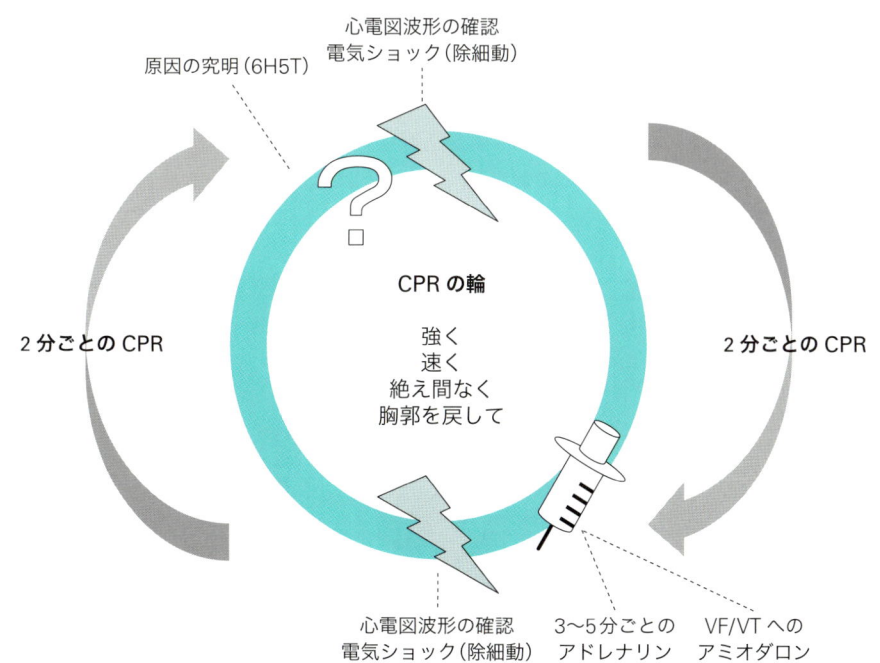

【図2-5】 CPRの輪（CPRの継続）

ダロン 5 mg/kg を静注する．トルサデポアン（torsade de pointes，多型性心室頻拍で，心電図の振幅と振幅の軸が一定しない）の場合は，マグネシウム 25〜50 mg/kg を静注する．

(7) 原因を検索する

残念ながら，容易に蘇生に反応しない症例は多々ある．このような場合には，迅速に介入が可能な原因を見極めることが重要である．小児二次救命処置では，骨髄路確保後，迅速に血糖や血液ガス分析を行い，アシドーシス，低血糖，カリウム異常を確認する．また，必要に応じ

Column　骨髄路の確保

骨髄路は，末梢静脈路が確保困難，またはそれが予想される場合は，直ちに適応になる【写真O, P】．また，静脈投与が可能な薬剤はすべて投与してよい．ただし，その性質上，穿刺近位部の骨折や挫滅損傷，一度骨髄針を穿刺した同一骨への穿刺は避けなくてはいけない．適切な穿刺部位として推奨される箇所は，脛骨近位部（粗面），脛骨遠位部，大腿骨遠位部，上前腸骨棘とされる．

骨髄針の穿刺行程は下記のとおりである．

1. 穿刺予定部位を決めた後，その背側に硬いものなどを置き，しっかり利き手と反対側の手で固定し，消毒する．
2. 滅菌手袋を着用した利き手の手掌で骨髄針の尾側を押さえながら，第1〜3指で針先を固定する．
3. ねじ切るように骨に垂直に骨髄針を穿刺，皮質骨を貫通して抵抗がなくなる感触を確認する．手を離しても骨髄針が自立すること，逆血採血ができること，生理食塩水などの注入で皮下周囲の腫脹がないことなどを確認する．骨髄針からの逆血採血は，血算の値が異なる他はすべて通常の検査と同様に提出してよい．
4. 骨髄針に直接，シリンジをつけて薬剤を投与することは不安定性を増すため，骨髄針の皮膚面から浮き出た場所はガーゼなどで保護し，また薬剤は延長チューブと三方活栓を接続して行うのがよい．

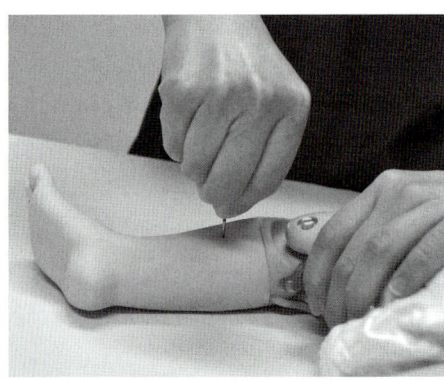

【写真O】　骨髄路確保

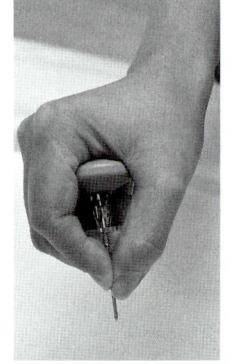

【写真P】　骨髄針の持ち方

て【表2-5】に基づいて鑑別を行うとよい．

　子どもにおける救命の連鎖から，一次救命処置，二次救命処置について概説した．いずれの救命処置も質の高い胸骨圧迫というバトンをつないではじめて，生命のリレーが成立する．また，心肺蘇生はチーム医療である．本書を通じて仲間と知識と技量を共有し合い，良い蘇生チームの醸成に努めてもらいたい．

（齊藤　修）

【表2-5】　心肺停止時の治療可能な原因鑑別（6H5T）

6H		要素	5T		要素
1	Hypovolemia	循環血液量減少	1	Tension pneumothorax	緊張性気胸
2	Hypoxia	低酸素血症	2	Tamponade cardiac	心タンポナーデ
3	Hydrogen ion	アシドーシス	3	Toxins	毒物
4	Hypoglycemia	低血糖	4	Thrombosis pulmonary	血栓症，肺動脈
5	Hypo-/Hyperkalemia	低・高K血症	5	Thrombosis, coronary	血栓症，冠動脈
6	Hypothermia	低体温			

文献

1) Atkins DL, et al：Epidemiology and outcomes from out-of-hospital cardiac arrest in children：the Resuscitation Outcomes Consortium Epistry-Cardiac Arrest. Circulation, 119(11)：1484-1491, 2009.
2) http://www.fdma.go.jp/neuter/topics/kyukyukyujo_genkyo/h25/01_kyukyu.pdf
3) Meert KL, et al：Multicenter cohort study of in-hospital pediatric cardiac arrest. Pediatr Crit Care Med, 10(5) 544-553, 2009.
4) 渡邉伊知郎，齊藤　修，本間　順，他：小児院内心停止の国内疫学と病院危機管理上の課題について．日本小児科学会雑誌，117(2)：385．2013.
5) 日本救急医療財団心肺蘇生法委員会：救急蘇生法の指針2010．改訂4版，へるす出版，2012.

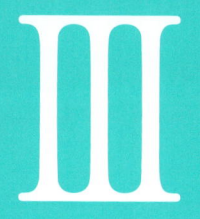

III 子どもと家族の段階的なアセスメントと対応

1. 初期評価と初期対応

　初期評価とは，子どもの第一印象から得られる所見をもとに2～3秒で行う評価方法である．その際に肝心なことは「何をみるのか目的をもって，系統立ててみる」ことである．しかしながら子どもは，見知らぬ医療者の接近，慣れない環境，病状や痛みなどによる苦痛に緊張や恐怖を抱き，興奮している．その緊張や興奮は，子どもの「ありのままの状態」をかき消してしまうだけでなく，「状態の悪化」を招いてしまうこともある．そのため評価のタイミングは，子どもに近づいたり接触したりする前に，自らの目視（視覚）と聴音（聴覚）によって行う．以下に第一印象でみる評価項目について解説する．

1）初期評価
　初期評価では，「意識」「呼吸」「皮膚色」の3つの項目から，子どもが生命の危機にあるか否かを判断する【表3-1】．

(1) 意識
　意識が清明なのか，意識がないのか，易刺激性があるのかを評価する．ここでは，酸素化や換気，脳還流，生体内のバランス，中枢神経系機能の適切さを評価する．

(2) 呼吸
　呼吸仕事量と努力呼吸，聴診器なしで聴かれる異常呼吸音について評価する．ここでは，呼

【表3-1】 初期評価項目と評価内容

項目	評価内容	補足
意識	●意識清明 ●意識がない ●易刺激性	左記に該当しない「意識はあるが清明ではない」場合の評価は，以下の視点でみていく． ・筋肉の緊張 ・医療者や家族とのやり取りへの反応（音，人など周囲への反応） ・視線が定まっているか，または視線が合うか（視線） ・泣き声や話し声はしっかりしているか（音）
呼吸	●体位 ●呼吸仕事量 ●努力呼吸 ●聴診器なしで聴かれる異常呼吸音	呼吸仕事量や努力呼吸の結果としてみられる反応や所見にも目を向ける． ・異常な体位（三脚位，臭い嗅ぎ位，首振り） ・努力呼吸（肩呼吸，鼻翼呼吸など） ・音として捉えられるもの（嗄声，気道狭窄音，呻吟）
皮膚色	●蒼白 ●まだら（網状） ●青灰白色／紅潮 ●チアノーゼ	循環や毒物などによる異常な皮膚の変化に目を向ける． ・紅潮は発熱または毒物などによってみられる． ・青灰白色は，循環や酸素の取り込み不足が招く異常である．

（American Heart Association：AHA心肺蘇生と救急心血管治療のためのガイドライン2010．p10，シナジー，2012．を参考に作成）

吸数の増加や減少などの呼吸仕事量，呼吸補助筋を使った努力呼吸や陥没呼吸など，気道，酸素化，換気の適正さを評価する．

(3) 皮膚色

蒼白やチアノーゼなどの血液灌流の異常や発熱，毒物によってみられる皮膚の異常を評価する．ここでは，心拍出量や主要臓器への血液灌流の安定性を評価する．

2）初期評価の結果と医療としての対応

初期評価の結果は，「意識」「呼吸」「皮膚色」のいずれかが悪いのか，「呼吸と皮膚色」あるいは「意識と呼吸」「意識と皮膚色」，それとも「すべて」が悪いのかを評価する．さらにその評価から「致死的」「具合が悪そう」「具合が良さそう」のいずれかを判断する．

(1) 致死的な場合の対応

致死的な場合とは，呼吸停止や心停止を指す．致死的と判断した場合は評価を終了し，応援要請と一次救命処置を迅速に開始する．院内においては，二次救命処置開始に向けた準備と緊急コードの発令となる．一次救命処置ならびに二次救命処置の具体的なアルゴリズムについては第Ⅱ章を参照していただきたい．

(2)「具合が悪そう」な場合の対応

「具合が悪そう」な場合とは，心停止を除く，何らかの医療介入を必要とする状態である．子どもは，成人と異なり心停止や不整脈による突然の卒倒は少なく，呼吸状態の悪化（呼吸不

全）または循環状態の悪化（循環不全）による心肺機能不全により心停止に至る．そのため「具合が悪そう」と判断した場合には，①助けを呼び（応援要請や緊急コード発令），②酸素投与，③モニターの装着の後，続けて一次評価（ABCDEアプローチ，後述）を行う．

(3)「具合が良さそう」な場合の対応

「具合が良さそう」な場合とは，顕著に言語化して異常を表現できないが，さらに情報収集することで具合が悪いと推論できる状態から，顕著に具合が良いことが明らかである状態である．「具合が良さそう」な場合を評価する機会は，集中治療室では定時的な観察として，救急外来では受付終了後の比較的軽症の子どものトリアージとして行うことが多い．具合が良さそうであるが何となく悪いかもしれないという場合には，気になる事項（例えば呼吸状態など）に重きを置きながら情報収集するとともに一次評価（ABCDEアプローチ，後述）を行う．

2. 一次評価と一次対応

一次評価では，米国心臓協会の小児二次救命処置（Pediatric Advanced Life Support；PALS）の概念である，気道（Airway），呼吸（Breathing），循環（Circulation），神経学的評価（Disability），全身観察（Exposure）のABCDEアプローチに沿った迅速かつ系統立てた評価を行う．この評価の特徴は，ABCDEの各評価において異常や医療対応の必要性を判断した場合は，次の項目評価に進まず，「いまある異常」に対応（行動）することである．そして対応した後には，その対応の結果としてどのように変化したかを評価し，さらなる対応が必要かを判断し，必要があればさらに対応する．つまり，評価−判断−対応（行動）の手順を反復しながら，各項目の安定化を目指す[1]．以下に，ABCDEアプローチに基づく項目について述べる．

1) 気道（Airway）

気道の評価では，上気道（鼻腔，咽頭，喉頭）の開通性を評価する．その評価項目は，

- 姿勢や体位（三脚位，臭い嗅ぎ位，起座呼吸）
- 流涎（とくに流涎のみられない年齢の子どもの流涎）
- 嚥下困難
- 口唇周囲の紅潮や腫脹
- 気道閉塞の有無（人工呼吸管理中の患者も含む）
- 異常呼吸音（嗄声，聴診器なしで聞こえる喘鳴）

である．その結果として「気道が確保されている」「気道の開通を維持できる」「気道の開通を維持できない」などと評価する．

6カ月未満の乳児は，主に鼻呼吸をするが，鼻腔は狭く柔らかい．そのため，わずかな粘膜腫脹や分泌物の蓄積，経鼻胃管などでも呼吸困難などの気道の通過障害をきたしやすい．また，人工呼吸器装着中の子どもであれば，気管チューブ内の分泌物や人工呼吸器トラブルによる気道の通気障害など起こす．さらに，乳幼児期に多い誤飲による気道閉塞や窒息などの不慮の事故による気道の障害も起こりうるため，子どもの主訴や疾患を多面的に捉えながら評価する．

〈気道の異常への対応〉
(1) 気道が確保されている場合
　これは，独立して気道の開放ができている状態を指す．乳幼児は鼻汁により呼吸困難をきたすこともあるため，必要に応じて鼻腔分泌物の吸引を行う．

(2) 気道の開通を維持できる場合
　これは，頭部後屈あご先挙上法（p16参照），ベッドアップや肩枕挿入などの簡単な対応で気道の開通を維持できる状態を指す．乳幼児などで，喘息などでベッドに臥床をさせることで啼泣してしまい，気道の確保が困難な場合は，援助者の肘関節の腹側を肩枕として乳幼児の頸部を後屈させることで，啼泣による不要な呼吸仕事量の増加を回避し，気道開通を維持することができる．

(3) 気道の開通を維持できない場合
　この場合は，気道確保などの簡単な手技を施しても気道の開通が困難で，気管挿管などの高度な医療器具を用いないと気道の開通を維持できない状態を指す．気道の開通を維持できない原因はさまざまであるが，主に気道異物による窒息，急性喉頭蓋炎やアナフィラキシーによる気道浮腫などの気道障害，人工呼吸器を装着している子どもの気管チューブのトラブルなどがある．
　気道異物による窒息への対応（p20参照）は，1歳以上では蘇生チームの応援を要請し，背部叩打，腹部突き上げ，胸部突き上げを行う．乳児では頭部を下げて背部叩打と胸部突き上げを，閉塞が解除されるまで行う．これらの手技によって気道閉塞を解除できず，反応がなくなった場合は，直ちに一次救命処置を開始し，応援到着後は二次救命処置を含めて対応する．

2）呼吸（Breathing）

　呼吸の評価では，初期評価した部分も含め，聴診器などの医療器具を用いながら見て（視覚），聴いて（聴覚），次の項目について評価する．
- 呼吸運動（胸郭，腹部の上下の動きと安定性，左右のバランス）
- 呼吸数
- 努力呼吸
- 呼吸音（気管支音，肺音）
- 経皮的動脈血酸素飽和度（SpO_2）

　呼吸には，酸素化と換気の2つの働きがある．酸素化とは吸気によって気道－肺－肺胞を介して酸素を体内に取り込むことであり，換気とは肺胞を介して体外へ二酸化炭素を排出することを指す．ここでは，呼気と吸気での各呼吸運動や呼吸音の正常な所見，異常所見を評価する．
　評価で得た所見について，呼吸器症状と子どもの示す他の徴候との関連性をアセスメントする．気管支喘息や肺炎などの呼吸器障害により呼吸数の上昇や低下がみられるのか，脱水による循環血液量減少に伴って増加する心拍数と代償して呼吸仕事量が増しているのか，高血糖などの代謝異常により呼吸数の異常（クスマウル呼吸など）を示しているのかなど，ABCDEアプローチ全体との関連性をアセスメントする．

(1) 呼吸運動（胸郭，腹部の上下の動きと安定性，左右のバランス）

呼吸運動では，胸郭腹部が安定して上下に動き，左右対称であることを確認する．人工呼吸器装着中の子どもでは，1回換気量（Tidal Volume；TV）により評価する．吸気時に胸郭がうまく拡張しない，または左右非対称である場合は，無気肺，気胸，血胸，気道閉塞，気道異物が起因となっていることがある．また，人工呼吸器装着中の子どもでは，気管チューブの挿入あるいは頸部前屈によりチューブ先端の位置が移動し，片肺挿管，圧外傷に伴う気胸，分泌物や粘液塞栓による胸郭挙上の障害などが生じることもある．

(2) 呼吸数

呼吸数は，子どもに直接触れない状態で胸郭の上がり下がりをみて30秒間測定し，2倍の数値にする[2]．呼吸数は年齢によって異なり，呼吸困難のある子どもでは，正常域の呼吸数からどの程度逸脱しているかをみる【表3-2】．発熱や疼痛，脱水などによって循環血液量が減少することで呼吸数の上昇がみられる場合もある．また，医療者や病院，モニター音など，日常と異なる環境に置かれることで生じる緊張や興奮，啼泣によっても呼吸数が変化するため，子どもの表情や反応をみながら，再度測定することも必要である．

(3) 努力呼吸

努力呼吸は，正常な呼吸運動による酸素化と換気を維持できないことで生じる徴候であり，姿勢や体位，呼吸運動などの外表所見より評価できる．努力呼吸は，気道抵抗の増大や肺の拡張障害による呼吸器疾患，代謝異常などの呼吸器を原因としない非呼吸性疾患に起因する．呼吸努力の主な徴候には，鼻翼呼吸，陥没呼吸，シーソー呼吸，肩呼吸がある．中でも陥没呼吸は，陥没する部位が呼吸困難の重症度と関連している[3]【図3-1】．

a. 呼吸器が関連するもの
　気道抵抗の増大：喘息，即時型アレルギー反応による気道粘膜の浮腫
　肺の拡張障害：肺炎，肺水腫
b. 呼吸器が関連しないもの
　循環血液量の減少：脱水や出血
　酸素運搬や循環の障害：重度の貧血，早期のうっ血性心不全，チアノーゼ性心疾患
　代謝異常：代謝性アシドーシス（糖尿病性ケトアシドーシス，代謝疾患）

【表3-2】 子どもの呼吸数と異常（正常域からの逸脱）

呼吸数の異常	具体的内容
頻呼吸	呼吸数が年齢相応よりも多い．
徐呼吸	呼吸数が年齢相応よりも少なく（遅い），時に不規則である．（呼吸筋疲労，薬物による呼吸抑制など）
無呼吸	呼吸が20秒以上停止した状態，または20秒未満の呼吸停止で徐脈，チアノーゼ，蒼白を伴った場合である．

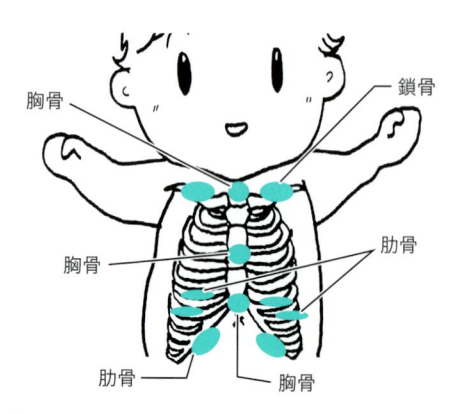

部位	重症度
肋骨下	軽度～中等度
胸骨下	軽度～中等度
肋骨間	軽度～中等度
鎖骨上	重度
胸骨上	重度
胸骨	重度

【図3-1】 陥没呼吸の部位と重症度
(吉野尚一：バイタルサイン評価とフィジカルアセスメント．「小児救急トリアージテキスト」．伊藤龍子・矢作尚久編，p42，医歯薬出版，2010．)

(4) 呼吸音（気管支音，肺音）

　呼吸音は，気管支音と肺音として聴取される異常呼吸音を評価する．異常呼吸音は，音質だけでなく，吸気，呼気のどちらで聴かれているのか，呼気と吸気の両方で聴かれているのかを評価する．吸気，呼気で聴かれるものとして次の呼吸音がある．

a．吸気性喘鳴

　吸気性喘鳴は，通常は吸気時に聴かれ，上気道での問題を示している．クループ症候群などの感染，即時型アレルギーによる炎症や浮腫，異物に起因する上気道閉塞により上気道が狭窄すること（気流障害）によって起こる．その音は，甲高い呼吸音として聴取される．上気道閉塞を示す呼吸音は，吸気性喘鳴以外に，気道分泌物や血液を原因とするゴロゴロ音がある．ゴロゴロ音は泡立つような音として聴取される．どちらも吸気だけでなく呼気でも聴かれることがある．ゴロゴロ音は，分泌物が除去されることで消失する．

b．呼気性喘鳴

　呼気性喘鳴は，呼気時に甲高い音あるいは低い笛性音が聴かれ，下気道での問題を示している．喘息による気道の炎症により下気道および末梢気道が狭窄すること（気流障害）によって起こる．

(5) 経皮的動脈血酸素飽和度（SpO₂）

　経皮的動脈血酸素飽和度（SpO₂）とは，動脈血中に酸素を運んでいるヘモグロビンの割合（％）を経皮的に捉えたものである．正常値は96％以上であり，95％未満は呼吸不全を示唆する．SpO₂は，パルスオキシメータ（プローブという発光部と受光部で構成されたセンサーを指先に装着し，組織を透過する光を分析することでSpO₂を数値化する）を手指や足指または耳朶に装着して簡単に測定することができる．その反面，重度の血流低下による末梢循環不全や脈拍触知ができない低血圧，寒冷刺激による末梢冷感などによる影響を受けやすいため，これらが測定値に与える影響を含めて評価する．

　呼吸窮迫時には，努力呼吸によって体内の酸素需要を満たすために呼吸数や心拍数が増加していることがある．そのため，パルスオキシメータの数値とともに，呼吸数や心拍数，努力呼吸の状況も評価しなければならない．近年のパルスオキシメータには，脈拍数や脈波を表示す

る機能も備えているものもあり，SpO$_2$が正確に測定されているのかどうかを判断する助けとなる．

(6) 呼吸障害の評価：呼吸窮迫と呼吸不全

一次評価で得られた呼吸の所見（呼吸運動，呼吸数，努力呼吸，酸素飽和度など）から，呼吸窮迫または呼吸不全の状態にあるかどうかを評価する．呼吸窮迫と呼吸不全の評価は，子どもの呼吸状態の重症度と対応の緊急性を判断するうえで重要となる【表3-3】．

a. 呼吸窮迫

呼吸窮迫は呼吸不全に至る前段階で，呼吸仕事量と努力呼吸の増加により酸素化を維持しようとしている状態である．呼吸仕事量の増加では頻呼吸，徐呼吸，低換気を認め，頻拍，酸素供給の不足による意識レベルの低下，皮膚の冷感や蒼白を伴うことがある．呼吸努力の増加では異常呼吸音（吸気性喘鳴，呼気性喘鳴，呻吟など），努力呼吸（鼻翼呼吸，陥没呼吸など）を認める．

b. 呼吸不全

呼吸不全は，酸素化または換気，あるいは両方が不十分となり，ガス交換が不十分な状態である．呼吸窮迫の末期症状である呼吸不全は，呼吸仕事量の増加や努力呼吸によるガス交換を維持できない状態である．呼吸不全が進行すると，呼吸停止，心停止に移行する．

(7) 低酸素血症

低酸素血症は血液の不十分な酸素化によって起こり，健常な子どもの空気呼吸でのSpO$_2$が94％未満である状態を指す．低酸素血症と判断されたら，酸素投与を開始する．

【表3-3】 呼吸窮迫と呼吸不全の症状と進行による緊急性・重症度

緊急性・重症度		低 → 高
種別		呼吸窮迫 → 呼吸不全
気道 (Airway)	気道の開通性	維持できる → 維持できない
呼吸 (Breathing)	呼吸数	頻呼吸 → 徐呼吸から無呼吸
	努力呼吸と仕事量	呼吸仕事量の増加 → 呼吸仕事量の減少 → 無呼吸 ← 努力呼吸（鼻翼呼吸／陥没呼吸）→
	気流	気流良好 → 気流の低下から消失
循環 (Circulation)	脈拍数	頻脈 → 徐脈
	皮膚の循環	蒼白 → チアノーゼ
神経学的評価 (Disability)	意識状態	不安，興奮 → 傾眠から意識なし
全身観察 (Exposure)	体温	体温は不定

(American Heart Association：AHA心肺蘇生と救急心血管治療のためのガイドライン2010．p46, シナジー, 2012．を参考に作成)

〈呼吸の異常への対応〉
　呼吸の異常への対応には，体位の調整，酸素投与がある．気道が確保されている状況下で十分な呼吸がなされているか，不十分な酸素化と換気により呼吸窮迫，呼吸不全を示唆する徴候はないかによって判断する．呼吸窮迫と判断されたら，直ちに酸素投与を開始し，呼吸不全への進展防止を優先しなければならない．

(8) 体位の調整

a．意識があり，自立した呼吸がある場合

　この場合は，子どもの呼吸仕事量を安定させるために体位を保持する．具体的には，ファーラー位による座位の保持や援助者による抱っこを行う．その際，枕や子どもの頭部を支える援助者の手の位置を調整し，頸部が過伸展にならない程度に頭部を後屈させると呼吸運動（酸素化と換気）がしやすくなる．体位の調整後は，現在の体位により呼吸運動が安楽になったかについて，呼吸数や努力呼吸，SpO_2，心拍数の変化とともに評価する．呼吸数の上昇，努力呼吸や呼吸仕事量が増えているようであれば体位を再調整する．

b．意識があり（または乏しく），体動が弱く，呼吸補助が必要な場合

　この場合は，子どもを仰臥位にして，外耳道の開口部の位置が肩の前面の高さと同じになるよう頭部を後屈させる．頸部は過伸展とならないよう肩の高さまで前方に屈曲させるスニッフィングポジションをとる．スニッフィングポジションをとる際には，子どもの頭部と背部にパットや折り畳んだタオルを用いて適切な体位をとる【図3-2】．なお体位の保持は，年齢による解剖学的特徴を捉えた工夫をする．

- 2歳未満の子ども【図3-2，上】

　2歳未満の子どもでは，体幹に対して頭が大きく，仰臥位にすると頸部が前屈し，気道の開通性を障害するため，肩または背部（肩から上半身）にタオルを挿入する．バスタオルを用いると，子どもの体幹の大きさと頭部の高さに応じて厚みを調整しやすい．

- 2歳以上の子ども【図3-2，下】

　2歳以上の子どもでは，仰臥位により頸部が前屈しないよう後頭部の下にパッドやタオルを挿入し，調整する．

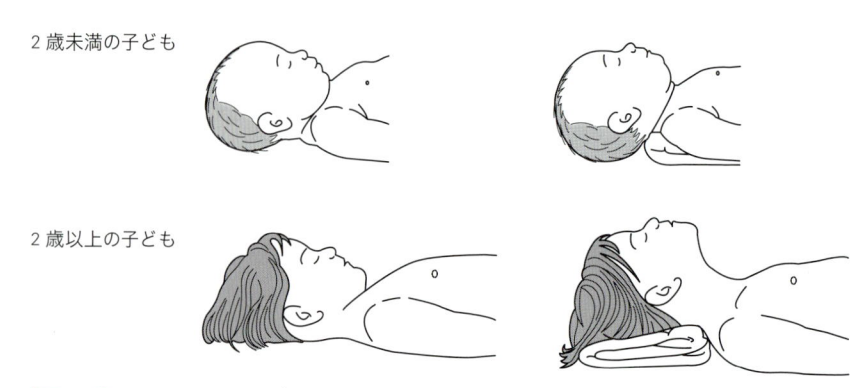

【図3-2】　スニッフィングポジション
(American Heart Association：PALS プロバイダーマニュアル AHA ガイドライン 2010 準拠，p64，図3，シナジー，2013．を参考に作成)

(9) 酸素投与

酸素投与の方法は，各デバイスによる特徴や利点・欠点がある【表3-4】．なお，SpO_2が90％以下の場合は，気管挿管を行う．

【表3-4】 酸素投与の方法と利点・欠点

鼻カニューレ	鼻カニューレは，2本の酸素流出部を子どもの鼻腔にフィットさせて，直接酸素を投与する．比較的少ない流量（1〜6 L/分）と低い濃度（最大酸素濃度50％）での投与を目的とする場合に用いられる． ［利点］ ● マスクを装着するよりも口・鼻腔周囲の圧迫感が少ないため，比較的子どもに受け入れられやすい． ● 会話や食事ができる． ● 呼気の貯留と再呼吸がない． ● 加湿が不要である． ［欠点］ ● 分泌物などにより鼻腔が閉鎖している子ども，泣いている子どもでは，口呼吸が主となるため酸素供給が不十分となり，設定酸素流量の供給が行われない． ● 子どもによっては，気流による鼻腔周囲の異物感や不快を感じる． ● 高濃度酸素投与はできない．
単純酸素マスク	子どもの鼻と口を覆って酸素供給する．マスクには呼気排出用の穴が多数あり，外側の空気を吸い込むこともできる．酸素流量は6〜10 L/分であり，6 L/分以上で酸素投与されていると30〜60％の酸素濃度で供給できる． ［利点］ ● 鼻カニューレよりも高濃度の酸素投与が可能となる． ［欠点］ ● 鼻カニューレよりも口・鼻腔周囲顔面の圧迫感を感じる． ● マスクと顔面と接着面の隙間が大きいとマスクの外の空気が取り込まれ，酸素濃度が希釈される． ● 子どもの呼吸パターンに影響を受けやすい．
非再呼吸式酸素マスク	非再呼吸式マスクは，高濃度の酸素投与が可能であり，次のような特徴がある． ● マスクとリザーバー間の接続部は一方向弁となっており，呼気の流出はマスクにある多数の穴より排出され，リザーバーへの呼気の流入を回避している． ● 呼気排出口となる多数の穴には一方向弁があり，マスクの外側の空気の取り込みを回避している． ● リザーバーに高濃度の酸素供給を可能としている． ● 6 L/分以上の酸素流量で使用する． ［利点］ ● 子ども自身の呼気の再呼吸がない． ● しっかりとフィットさせると酸素流量10〜15 L/分で，90〜95％程度の酸素濃度で供給できる． ［欠点］ ● マスクと顔面の接着面の隙間が大きいと高濃度の酸素が供給できない． ● 座位での使用時は，子どもの体幹部とリザーバーが触れることでマスクがずれやすい．

3）循環（Circulation）

　全身循環について，「血液が全身を循環する体循環機能」と「脳血流と意識，腎血流と尿量，肺循環などの組織還流」が十分に機能しているかを評価する．評価項目は，次のとおりである．

- 脈拍数および心拍数（中枢および末梢）と心リズム
- 血圧
- 皮膚所見（色・温度）およびチアノーゼ
- 毛細血管再充満時間
- 尿量
- 外出血および活動性出血の有無

（1）脈拍数および心拍数（中枢および末梢）と心リズム

　脈拍数の測定は，末梢動脈または中枢動脈で行う．健常な子どもでは，末梢動脈の触知が可能である．しかし，重症な子どもや末梢循環障害のある子どもでは末梢の脈が弱い，または触れにくい場合があるため，中枢動脈による触知を行う．最初に触知する部位として，乳児では上腕動脈，幼児では頸動脈を用いる．主な末梢動脈と中枢動脈は以下の通りである．

　末梢動脈：橈骨動脈，足背動脈，後頸骨動脈
　中枢動脈：上腕動脈（乳児），頸動脈（幼児），大腿動脈，腋窩動脈
　脈拍触知の強さは，血管の解剖学的な構造から中枢動脈のほうが末梢動脈よりも強い．

（2）血圧

　子どもの血圧測定は，年齢に応じた幅のマンシェットを用いて触診法または聴診法によって行う．マンシェットの幅は，上腕または大腿，下腿の2/3を覆うものを選択する．マンシェットは，下縁（末梢側）が関節の1〜2 cm上に，ゴム嚢の中心が動脈の触れる部位にくるように巻く．子どもの血圧測定時に知覚する弱い脈拍や触知のしにくさ，不規則さは，末梢循環不全あるいは（代償性または低血圧性）ショックを示唆することもあるため，脈拍や心拍数と総合的に判断する．なお，子どもの低血圧は【表3-5】のように定義される．

Column　主な脈拍の測定部位

　心拍数は，胸部に直接的に聴診器を当てて聴診する，または心電図モニター装着するなどして測定する．初期評価で「致死的」または「具合が悪い」と判断された場合は，心電図モニターやパルスオキシメータを装着して測定する．

　聴診に対する緊張や恐怖心から一過性に心拍数の上昇を生じる子どももいるため，心リズムの変化を捉えながら測定を開始する．心電図モニターによって心リズムを測定している場合は，波形または同期音などによって評価することが可能である．また，パルスオキシメータは手指に装着するため，末梢冷感など寒冷の影響を受ける可能性にも留意する．

【表3-5】 年齢別の低血圧の定義

年齢	収縮期血圧（mmHg）
満期産の新生児（0～28日）	＜60
乳児（1～12カ月）	＜70
1～10歳の小児	＜（70＋年齢×2）
10歳を超える小児	＜90

（American Heart Association：AHA心肺蘇生と救急心血管治療のためのガイドライン2010．p22，シナジー，2012．を参考に作成）

(3) 皮膚所見（色・温度）およびチアノーゼ

　皮膚色・温度の変化およびチアノーゼ（皮膚や粘膜が暗青や暗紫などの黒ずんだ色になる状態）は，循環状態の異常を示唆している．循環の異常を示す要因には，組織への酸素供給不足，極度の血圧低下による末梢循環不全，循環血液量の減少やショックなどがある．脱水などの循環血液量の減少では皮膚の乾燥が，ショック症状では皮膚の湿潤などがみられる．また，酸素供給不足や循環不全では皮膚色の変化やチアノーゼを生じる．主な皮膚色の変化は末梢から生じることが多く，末梢の冷感に始まり，蒼白，チアノーゼへと変化する．

　蒼白とは皮膚の青白さを示したものである．蒼白の中でも緊急性の高いものとして呼吸不全，ショック（循環血液量減少性，心原性）がある．また，緊急性は高くないが，出血などによる循環血液量減少を伴わない赤血球減少（貧血）など精査が必要なものがある．皮膚の蒼白は，「一般的にみる皮膚よりも蒼く，白い」などのような観察者の主観的評価によるものであるため，口唇や舌，眼瞼結膜などの粘膜所見と合わせて客観的に評価する．

　チアノーゼには，異常所見として認識される末梢性チアノーゼと中枢性チアノーゼ，正常所見として新生児期にみられる先端チアノーゼがある．

　末梢性チアノーゼは，末梢の四肢の皮膚変色であり，末梢組織への酸素供給不足による．末梢組織への酸素供給不足は，呼吸機能の障害（酸素化の障害），循環機能の障害（循環血液量の減少やうっ血性心不全などの循環の障害）によって起こる．

　中枢性チアノーゼは，血中のヘモグロビンが酸素と結合していない，また結合しにくいことによって起こる．その症状は，口唇や粘膜の青色～紫色への変色として現れる．その原因は，肺の拡散障害，肺胞低換気，換気血流比不均衡，チアノーゼ性の先天性心疾患などのシャントなどである[4]．中枢性チアノーゼは，ヘモグロビンと酸素との結合を反映したものとして酸素飽和度を用いて評価する．血中のヘモグロビンが少ない状態では，明らかな低酸素血症の場合でも酸素と結びつくヘモグロビンが少ないためにチアノーゼが現れにくい．逆にヘモグロビンが多い場合は，酸素供給量が多い場合でもチアノーゼを生じることがあるため，ABCDEアプローチで得た情報を含めてアセスメントする．

(4) 毛細血管再充満時間

　毛細血管再充満時間とは，手指部腹側や爪などの皮膚を数秒圧迫し，圧迫によって蒼白化した組織に血液が戻るまでの時間であり，末梢循環状態の評価として測定する．測定方法は，測定部となる四肢を心臓より高い位置に上げた状態で四肢（手指部腹側や爪）の皮膚を数秒圧迫し，圧迫解除後に蒼白化した皮膚が元の状態に戻るまでの秒数（時間）を測定する．正常な毛細血管再充満時間は2秒以下であり，3〜5秒の場合には循環の悪化または環境温の低下による再充満時間の遅延が考えられる．さらに5秒以上の著しい遅延は，ショックの状態にあることを意味する．

(5) 外出血および活動性出血の有無

　循環の評価としては，主に外表面から観察可能な外出血について，出血の程度と止血可能であるかを評価する．

(6) ショックのアセスメント

　循環状態の重大な問題となるのは心停止に至る前の徴候としてのショックである．子どもは，脱水や外傷により循環血液量が減少することによるショックが最も多い．ショックの徴候には，代償性ショックと低血圧性ショックの2種類がある．看護者が注意して行うべき対応は，呼吸や循環の一次評価から得られた所見をもとに代償性ショックまたは低血圧性ショックの徴候を示していないか，代償性ショックから低血圧性ショックへの進行がないかのアセスメントである．代償性ショックと低血圧性ショックは，【表3-6】の通り区別される．

　子どもがいったん低血圧性ショックに陥ると，一般に臓器灌流に重度の悪化がみられ，心停止に進行しないまでも臓器不全に至ることがある．また，代償性ショックから低血圧性ショックへの進行は数時間，低血圧性ショックから心停止への進行は数分と進行過程は異なり，さらに治療への効果も異なるため早期発見と迅速な対応が重要となる．代償性ショックの徴候と代償性ショックから低血圧性ショックへの進行を示す徴候は【表3-7】の通りである．

〈循環状態への対応〉

　循環状態として問題となるのはショックである．ここでは，一次評価で認識された代償性ショックと低血圧性ショックへの初期対応として一般的な初期対応を示す【表3-8】．

【表3-6】 代償性ショックと低血圧性ショック

代償性ショック	脳や心臓，腎臓などの重要臓器への酸素と栄養の供給が不十分なことにより，脳や心臓への血液供給を正常に維持しようと代償機序が働いている状態である．この代償機序により収縮期血圧が正常な状態を維持しているものの，臓器灌流障害による徴候がみられる．
低血圧性ショック	代償機序の破綻により収縮期血圧と組織灌流が維持できず，低血圧となった状態である．収縮期血圧の低下はショックの晩期徴候であり，心停止が差し迫っていることを示している．

【表 3-7】 代償性ショックの徴候と低血圧性ショックへの進行を示す徴候

代償性ショックの徴候	● 心拍数の増加 ● 体血管抵抗の上昇 ● 皮膚の変化：冷感，蒼白，まだら模様，発汗 ● 末梢血管への灌流低下：毛細血管再充満時間の遅延，末梢の脈拍の微弱，拡張期血圧の上昇 ● 腎臓などの臓器の血管抵抗の上昇：腎臓（尿量低下），腸管（血流の低下によるイレウス） ● 意識レベルの低下 ● 努力呼吸を伴わない呼吸数の増加
低血圧性ショックへの進行を示す徴候	● 脈拍数の増加 ● 末梢の脈拍の減弱または消失 ● 中枢の脈拍の微弱化 ● 脈圧の減少 ● 毛細血管再充満時間の延長を伴う四肢末梢の冷感 ● 意識レベルの低下 ● 低血圧

（American Heart Association：AHA 心肺蘇生と救急心血管治療のためのガイドライン 2010．p85，シナジー，2012．を参考に作成）

【表 3-8】 ショックに対する初期対応

ショックに対する一次評価としての系統別項目	ショックへの対応
気道（Airway）	● 体位 　気道が開通し，循環動態が安定している場合は，安楽な体位で援助者または看護者と一緒にいる． 　気道が開通し（または開通せず），循環動態が安定していない場合は，気道確保または気管内挿管を行う．
呼吸（Breathing）	● 組織循環への酸素供給 　非再呼吸マスクによる高濃度の酸素投与を行う．必要に応じて非侵襲的陽圧換気による補助を行う． ● SpO_2 のモニタリング
循環（Circulation）	● 末梢静脈路の確保とボーラス投与の準備 　10〜20 mL/kg の等張性輸液（生理食塩水やリンゲル液）を急速投与する． ● 心拍数，血圧のモニタリング ● 尿量のモニタリング ● トレンデレンブルグ体位（低血圧時）
神経学的評価（Disability）	● 迅速な簡易血糖測定 ● 気道確保（意識レベルの低下時） ● 意識レベルのモニタリング
全身観察（Exposure）	● 体温測定 ● 保温 ● 出血部位に対する圧迫止血

4）神経学的評価（Disability）

　神経機能の徴候について，脳への灌流障害や代謝障害として現れる意識変化や，外傷による直接的脳損傷，けいれんによる低酸素，髄膜炎などによる神経学的変化を評価する．主な評価項目は，次のとおりである．
- 意識レベル
- 瞳孔
- 全身の筋緊張や麻痺
- けいれん

　ここでは，意識レベルの評価について述べる．
　意識レベルの評価スケールには，大脳皮質機能および迅速に意識を評価するものとしてAVPU評価スケール，外傷患者の神経学的機能を評価するものとしてグラスゴー・コーマ・スケール（Glasgow Coma Scale；GCS）がある．1次評価ではAVPU評価スケールによって評価し，全身観察を含めた総合的評価としてGCSを用いて評価する．

(1) AVPU評価スケール

　この評価では，覚醒しているのか，声や痛みといった刺激によって反応を示すのか，全く反応を示さないのかなど，意識状態の程度を評価し，該当する評価項目の頭文字を用いて表現する【表3-9】．刺激に対する反応から，声に対する応答反応，瞳孔の対光反射，四肢麻痺の程度を合わせてみることができる．

(2) グラスゴー・コーマ・スケール（GCS）

　GCSは，意識の状態を定量化して評価することができる．評価の特徴は，会話ができる，できないに関わらず神経学的に評価できることと，急性期の変化も評価できることである．評価方法は，開眼機能，言語機能，運動機能をそれぞれ点数で評価し，その合計点を算出する【表3-10】．ただし，それぞれの評価項目の基準は覚えにくく，評価尺度を誤ることもあるため，評価項目リストを携帯したり，初療室や救急カートに掲示したりしながら正確に評価することが望ましい．

〈意識状態への対応〉

　子どもの意識状態の異常として，意識レベルの低下（意識障害），けいれんがある．意識障害を発見した場合は，呼吸運動が安定がするよう肩枕の挿入や気道確保を行う（p32，36参照）．子どもの意識障害では，ケトン性低血糖を否定するため，簡易血糖測定による血糖値を確認する．意識レベルは，意識だけでなく呼吸状態や循環状態の異常とも関連しており，また処置や治療による介入により経時的に変化するため，介入に対する評価－判断－対応を行い，意識レベルをモニタリングする．
　けいれんは，熱性けいれんなどの中枢神経系の伝達障害や頭部外傷に伴う二次損傷として生じ，一過性あるいは不可逆的に呼吸を抑制することがある．そのため，気道の確保や肩枕の挿入などの体位を工夫する．

【表3-9】 AVPU評価スケール

評価項目	評価内容
A（Alert）	刺激を与えずに覚醒している状態
V（Verbal stimuli response）	呼びかけに反応する状態
P（Pain stimuli response）	痛み刺激に反応する状態
U（Unresponsive）	呼びかけにも痛み刺激にも反応しない状態，昏睡状態

【表3-10】 グラスゴー・コーマ・スケール（GCS）

評価項目	評価内容
開眼機能（Eye opening）	4点：自発的に（ふつうの呼びかけで）開眼する． 3点：呼びかけで開眼する． 2点：痛み刺激で開眼する． 1点：痛み刺激でも開眼しない．
言語機能（Verbal response）	5点：正常に会話できる． 4点：会話できるが混乱している． 3点：発語はみられるが会話は成立しない． 2点：意味のない発語 1点：発語みられず
運動機能（Motor response）	6点：命令に従って四肢を動かす． 5点：痛み刺激を手で払いのける． 4点：痛み刺激に四肢を引っ込める． 3点：痛み刺激に肘を曲げるだけ（緩徐な屈曲運動） 2点：痛み刺激に腕を伸ばすだけ（緩徐な伸展運動） 1点：運動みられず

※各項目の合計点で評価する．最高15点，最低3点，8点以下は重症
※気管内挿管などで発声ができない場合は「T」と表記．評価は1点と同等である．
※（例）E：2 V：T M：1，GCS合計4点

5）全身観察（Exposure）

全身の外表面について評価する．評価項目は，次のとおりである．

- 体温（末梢体温と深部体温）
- 皮膚所見
- 外傷所見

全身観察の際には，不必要な身体の露出を避け，プライバシーに配慮しながら必要に応じて衣服を脱がせて行う．子ども（とくに乳幼児）では，寒冷刺激など環境温度の影響を受けやすいため，低体温症にならないよう室温を設定したり，バスタオルや毛布などを掛けたりして，露出を最小限にしながら観察する．重症な外傷により頸椎保護を行っている子どもの背面などを観察するために体位変換する際には，頸椎保護を維持するための体位変換方法を用いる．

(1) 体温（末梢体温と深部体温）

体温は，腋窩で測定する末梢体温や肛門で測定する深部体温を用いて評価する．重症な子どもや低体温症，重症感染症，鎮静下の子どもは，深部体温により評価する．重症感染症に伴う敗血症では，拡張した末梢血管から熱放散が高まることで体温が低下する．同様に，鎮静下にある場合も血管抵抗が弱まることで体温が低下することがある．

(2) 皮膚所見

皮膚所見では，発疹，点状出血，紫斑などを評価する．

発疹には，緊急性の高い発疹や，感染症を示唆する発疹がある．緊急性の高い発疹には，即時型アレルギー反応（血液分布異常性ショック）に伴う発疹と皮膚の紅潮などがある．発疹の観察とともに，出現までの経過時間や気道，呼吸症状，二次評価と合わせてアセスメントする．また，水痘や麻疹などの流行感染症も念頭に置いて観察する．

点状出血や紫斑は，血小板の減少や敗血症による徴候として出現することがある．敗血症においては敗血症性ショックの可能性を示唆する所見として重要となる．また，紅斑と紫斑を区別することが必要である．紅斑は，微細血管が拡張して充血することで生じ，拡張した血管内に増加した血液の色であるため赤く見える．また，上から圧迫すると血管内の血液が移動し一時的に皮膚の紅色が消え，圧迫を解除すると再び皮膚が紅色となる．紫斑は，皮膚または皮下組織への内出血であり，血管外に血液が漏出しているため上から圧迫しても色の変化はない．紫斑（あざ）は，時間の経過とともに色調が変化する．

(3) 外傷所見

傷は，外傷や熱傷によって生じる．現在の外傷によって生じた傷の状態や程度，紫斑（あざ）の色調に注意して観察する．打撲などによる受傷早期では，淡赤紫色から暗紫赤色を帯びているが，日数が経つにつれ青色調から黄色調へと変化していく．評価するうえでは，虐待を視野に入れて時間経過の異なる皮膚所見がないかに注意する．また，受傷機転や説明のつかない傷やあざがないか，受傷から医療機関受診までの時間経過が長くないか，説明のたびに内容に食い違いがないかについても注意する．

〈全身観察への対応〉

　緊急性が高く問題となるのは，熱中症や心拍再開後の高体温，寒冷下や循環不全に伴う低体温，外傷に伴う四肢の変形，急性アレルギー反応としての発疹などである．体温は，末梢体温だけでなく深部体温も測定する．

　高体温に対しては，解熱剤や冷却器具，冷却装置を用いて冷却し，高体温の持続を軽減させる．低体温に対しては，寝衣や加温器具などを用いて保温する．外傷に伴う変形や出血に対しては，シーネやギプスによる固定，創部のガーゼ保護，圧迫止血を行う．急性アレルギー反応の発疹に対しては，発疹の部位や程度を確認するとともに，アレルギー反応に伴う呼吸器症状，血圧低下などの循環状態の程度とともに発疹の消失具合を把握していく．

　受傷機転や説明のつかない傷やあざは，一次評価による呼吸，循環，神経学的評価などの生理学的状態が安定した段階で，部位，程度，色，新旧混在した傷の有無，今回の受傷理由との関連性を含めて客観的事実を記載する．また，傷やあざについては写真を撮影し，経時的変化がわかるようにする．

3. 二次評価と二次対応

　一次評価ではABCDEアプローチによって子どもに致死的な問題があるかどうかを明確化し，それぞれの問題に対応し，安定化を図った．二次評価ではさらに評価の焦点を絞って「病歴聴取」「身体診察」を行い，評価する．

1) 病歴聴取

　病歴聴取では，子どもの主訴や現在起こっている症候の原因を探るため，さらなる情報収集を行う．病歴聴取は，子どもからだけでなく，家族，診療情報などからも聴取する．主な聴取項目は，次のとおりである．

- 自他覚症状（Sign / Symptoms）
- アレルギー（Allergies）
- 薬剤情報（Medications）
- 既往歴（Past medical history）
- 最後の食事（Last meal）
- 受診理由（Event）

　この聴取項目の頭文字をとって，SAMPLEという．SAMPLEの主な聴取内容は【表3-11】の通りである．

2) 身体診察（または身体観察による評価）

　ここでの身体診察は主に医師による診察を指し，一次評価で行った致死的な部分の評価に加え，緊急性が少ない部分の全身所見をみる．看護者としても，子どもの病態として何が起こっているのかについて身体的アセスメントを行い，一次評価の情報と二次評価の情報をもとに看護ケアにつなげてほしい．

【表3-11】 SAMPLEと主な聴取内容

聴取項目	具体的聴取内容
自他覚症状（主訴に関わる症状） (Sign/Symptoms)	● どのような自覚的または他覚的な症状があるのか． ● いつから始まったのか． ● 持続時間はどれくらいか，現在も続いているのか，あるいは症状の消失や再出現の有無 ● 痛みはあるのか，またどこの部位か，痛みの程度が変わるのか． ● 以前にも同じことがあったか．
アレルギー (Allergies)	● 薬物 ● 食品 ● 環境因子（花粉，ハウスダスト） ● 製品（ラテックスなど） ● 動植物 ※今回の症状と関連する場合は，どの程度の摂取でアレルギー反応が発現するか，また発現までの時間はどのくらいか．
薬剤情報 (Medications)	● 現在服用している薬剤と処方された医療機関 ● 最後に服用，または投与された時刻
既往歴 (Past medical history)	● 今までに罹患した疾患，または現在も治療中の疾患の有無 ● 現在の主訴についてすでに受診している医療機関はあるか，または現在の症状についてすでに対応しているか． ● 乳児期に罹患した疾患，また発症年齢や合併症の有無 ● 分娩時および出生時の医療介入の有無（未熟児による保育器，人工呼吸器装着，サーファクタント注入など），分娩時異常の有無 ● 手術歴（術名，経過，合併症） ● 外傷および（不慮の）事故歴 ● 予防接種歴：任意，定期接種，接種後の副反応の有無
最後の食事 (Last meal)	● 最後に経口摂取した時刻，内容，量 ● 乳児では母乳か，人工乳か ● 哺乳時間と哺乳状況は普段と変わりがないか．
受診理由 (Event)	● いつから始まったか． ● 症状が出現した要因や事象：もともと感冒があって様子をみていた，小児の手の届くところに危険物を置いていたなど ● 受傷機転 ● 今回の症状に対する家庭での対応の有無と種類

（宮坂勝之訳：日本版PALSスタディガイド改訂版小児二次救命処置の基礎と実践，pp53-54，エルゼビア・ジャパン，2013を参考に作成）

4. 三次評価と三次対応

　三次評価は，いわゆる診断のための検査である（診断的検査）．医師以外の医療者は，医師の指示のもとに評価や介入を行う．評価項目は，次のとおりである．

- 動脈血ガス分析
- 静脈血ガス分析
- 動脈血乳酸値
- 中心静脈圧モニタリング
- 間欠的動脈圧モニタリング
- 胸部X線撮影
- 心電図
- 心エコー

　この中でも，血液ガスの分析や中心静脈圧および動脈圧のモニタリングは，一次評価の結果を裏付けるデータと今後の看護ケアの指標となるため，十分なアセスメントが必要である．例えば，血圧が不安定で重症な子どもでは，実測による血圧と観血的に測定した血圧が，血圧管理の指標やケアを行う目安になる．また，下痢などの脱水による循環血液量減少性ショック，代謝性アシドーシスなどを客観的評価指標としながら，ABCDEアプローチの再評価指標とすることが可能である．いくつかの評価項目を例にあげて，三次評価と看護ケアを視野に入れた三次対応について述べる．

1）動脈血ガス分析

　動脈血ガス分析では，おもに酸素分圧（PaO_2）と二酸化炭素分圧（$PaCO_2$）を測定し，動脈血中の酸素化と換気を評価する．また，動脈血中のヘモグロビンの値についても着目する．動脈血中のヘモグロビン値が低いと酸素運搬が不十分であるが，SpO_2としては正常値を示す（前述）．そのため，現在みられている呼吸の有効性を再評価する客観的指標として動脈血ガス分析は有用である．また，呼吸不全が継続している場合や，人工呼吸器を装着した直後で呼吸器の設定管理が安定していない場合，気道内分泌物や肺胞に問題があり酸素化や換気が不安定である場合には，呼吸機能改善に向けた看護ケアの評価指標ともなりうる．

2）静脈血ガス分析

　静脈血ガス分析で得られた血液pHは動脈血pHと相関しているため，酸塩基平衡の指標として有用である．脱水などによる代謝性アシドーシスなどの客観的指標となり，低体温によるアシドーシスの助長などがないような看護ケアへの参考となる．

3）胸部X線撮影

　胸部X線撮影は，内因性，外因性を問わず，呼吸器疾患を判断するうえで有用な画像診断である．また看護の視点では，肺組織病変に伴う酸素化・換気障害に対する体位ドレナージなどの呼吸ケアの指標や，ケアに伴う痛みなどの苦痛を最小限にするための判断指標となりうる．

5. 再評価と対応

　これまで初期評価（第一印象での評価），一次評価（ABCDE），二次評価（SAMPLE），子どもの状態に応じた三次評価（診断的検査）について述べてきた．再評価では，これらの体系立てた評価と，その結果に対する評価を行う．子どもは，時間の経過とともに状態が安定したり，または新たな不安定さを示したりする．そのため，これまで行われてきた処置や対応の適正さを評価し，見落としがないかを再度評価する．

　この再評価は，状態が不安定な子どもに対しては5分ごとに，状態が安定した子どもに対して15分ごとに実施し，再評価と対応の修正を行う．この状態に応じた再評価の間隔時間は目標値であるため，状態に応じて間隔的評価ではなく継続評価を行う．主な再評価の視点は【表3-12】である．

【表3-12】 評価項目と再評価の視点

	評価項目	再評価の視点
初期評価 （第一印象）	意識，呼吸，皮膚色の改善	最初の評価時からの改善
一次評価 （ABCDE）	気道の開通性	体位の修正の必要性
	呼吸の有効性 ●呼吸運動（胸郭，腹部の上下の動きと安定性，左右のバランス） ●呼吸回数 ●努力呼吸 ●呼吸音（気管支音，肺音） ●SpO_2	呼吸の安定化 ●酸素流量と適切な投与 ●酸素供給デバイス（バックバルブマスク）の妥当性や安全な接続 ●補助換気に伴う胸郭の上がり具合
	循環の有効性 ●脈拍および心拍数（中枢および末梢）と心リズム ●血圧 ●皮膚色，チアノーゼ ●毛細血管再充満時間 ●尿量 ●外出血	循環の安定化 ●出血のコントロール ●静脈などからの薬剤投与と安全な点滴ラインの接続 ●血管作動薬投与に伴う血圧コントロール
	神経学的評価 ●意識レベル ●神経学的所見（麻痺，筋緊張，けいれんなど）	意識レベルの改善 ●血糖値 ●意識レベル（AVPU, GCS）
	全身観察 ●外傷や出血の変化 ●体温 ●皮膚所見（発疹，発赤）の経時的変化	●体温 ●低体温，高体温の改善 ●出血のコントロール ●発疹の改善

6. モニタリング

　子どもの中には，初期評価，一次評価の段階で呼吸不全や重症なショックの状態にあったり，評価中や対応中に心停止を起こしたりすることがある．この場合，速やかに一次救命処置や二次救命処置による蘇生が行われる．蘇生行為により心拍が再開した場合は，速やかに生理学的状態の安定化を図るために気道を含む呼吸器系，心血管系，神経系などの体系的アプローチ（ABCDEアプローチ）による評価と安定化に向けた対応を開始する．蘇生直後の子どもの状態は不安定であり，救命処置を継続または再開することもあるため，心停止の原因または要因を判定するための三次評価（診断的検査）とともに，一次評価，二次評価による評価−判断−対応とモニタリングを行う．ここでは，心拍再開後のモニタリングについて述べていく．

1）呼吸モニタリング

　蘇生中は，高流量の酸素投与，気管挿管，人工呼吸器装着による呼吸管理が行われることがある．心拍再開後は，低酸素血症に注意しながらSpO$_2$またはSaO$_2$を指標に吸入酸素濃度を調整する．また，適切な酸素化と換気が行われるために，気道確保についてもモニターが必要である．

　気管挿管を行っている場合は，チューブの位置と固定状況の安全を定期的にモニターする．また，確実に気管内にチューブが挿入されていることをモニターするために，呼気終末CO$_2$をカプノメータにてモニターする．

　パルスオキシメータを用いてSpO$_2$を測定する．また，パルスオキシメータから得られる脈拍数が正確な数値であるかどうかについて，パルスオキシメータの脈波と心電図モニターの心拍数と比較して評価する．

　SpO$_2$は94〜100％となるように吸入酸素濃度を調整する．なお，非挿管下では，部分再呼吸マスクまたは非再呼吸マスクを装着し酸素投与を行う．吸入酸素濃度100％の投与を行っても，SpO$_2$が90％未満の場合は，バッグバルブマスク換気や気管挿管による対応を検討する．人工呼吸器装着中に突然のSpO$_2$低下を認める場合は，バッグバルブマスクを用いた用手換気を行い，原因を追求する．【表3-13】は原因として考えるべき項目である．この英語の頭文字をとってDOPE（tube Displacement, tube Obstruction, Pneumotorax, Equipment failure）と呼ばれている．

2）循環モニタリング

　蘇生直後は，再びショックや循環不全に陥ることがないよう，循環動態が安定するまで循環の一次評価（中枢と末梢での脈拍，心拍数，血圧，皮膚所見の評価）を心電図とともにモニターする．また，観血的血圧モニタリングを行っている場合は，心電図波形と脈圧の波形を含め，正確な血圧値であるか評価する．

3）神経モニタリング

　自己心拍再開後の神経管理は，脳機能を保持する．また，二次的な神経損傷を防止するための脳灌流の維持，血糖・電解質管理，体温，頭蓋内圧のモニタリングが必要である．

【表3-13】 人工呼吸器装着中の小児患者におけるSpO₂低下の原因（DOPE）

原因	状況と対応
チューブのずれ (Displacement of the tube)	チューブが気管から外れていたり，チューブの挿入が深すぎることで左右の主気管支に挿入されていたりしないかを確認する．チューブを固定するテープが分泌物などで可動していないか，頸部の屈曲や伸展によってチューブの位置が深くなったり浅くなったりしないかを確認する．
チューブの閉鎖 (Obstruction of the tube)	チューブ自体がよじれる物理的原因がないか，分泌物や異物，粘液栓などによって閉鎖されていないかを確認する．
気胸 (Pneumothorax)	肺病変や肺の脆弱さによって生じることがあり，単純性気胸と緊張性気胸がある．単純性気胸は，突然のSpO₂の低下，病変側の呼吸音の減弱によって認識される．緊張性気胸は，低血圧および心拍出量の減少を認める．また，気管の病変部対側への偏位を認めることがある．
機器の不具合 (Equipment failure)	人工呼吸器の問題として酸素供給路の接続が外れていないか，回路から空気が漏れていないか，電源停止によって酸素供給が停止していないかなどを確認する．

7. 家族対応

　初期評価から三次評価までの体系的アプローチと並行して進めるべき家族対応には，2つのプロセスが存在する．1つは評価の結果軽症と判断される場合であり，もう1つは緊急度または重症度，あるいは両方とも高い場合である．ここでは，家族対応がより重要となる後者について解説する．

　子どもの緊急性また重症度が高いと判定された場合には，直ちに治療またはCPRを含めた蘇生行為が体系的に行われる．蘇生行為には，救急対応チームの要請から三次評価までに行われる心肺蘇生や気管挿管，薬剤投与によって生理学的状態が安定したと判定されるまでの生理学的蘇生段階，心拍再開後や蘇生行為後の脳神経機能や解剖学的問題に対応するための解剖学的蘇生段階がある【図3-3】．

　なお，家族の心理状態について詳しくは，第Ⅴ章（p115）も参照のこと．

1）生理学的蘇生を目的とした治療段階（Stage Ⅰ）

　初期評価と一次評価によって，呼吸状態や循環動態，意識状態が，生命に直結する状態であると判定されている生理学的蘇生段階では，医療者は救命を最優先とする．そのため，子どもの身体的問題のみに注目し，家族への対応が後回しになりがちである．しかし，この段階は，医療者だけでなく家族にとっても重要な段階である．初期評価，一次評価での異常は，家族にとって予期せぬ新奇性の出来事であること，情報不足のため状況を把握しにくいこと，現象を受け入れられず見通しもわからないことにより，自らの判断の範囲で「場」をコントロールすることが困難だからである．

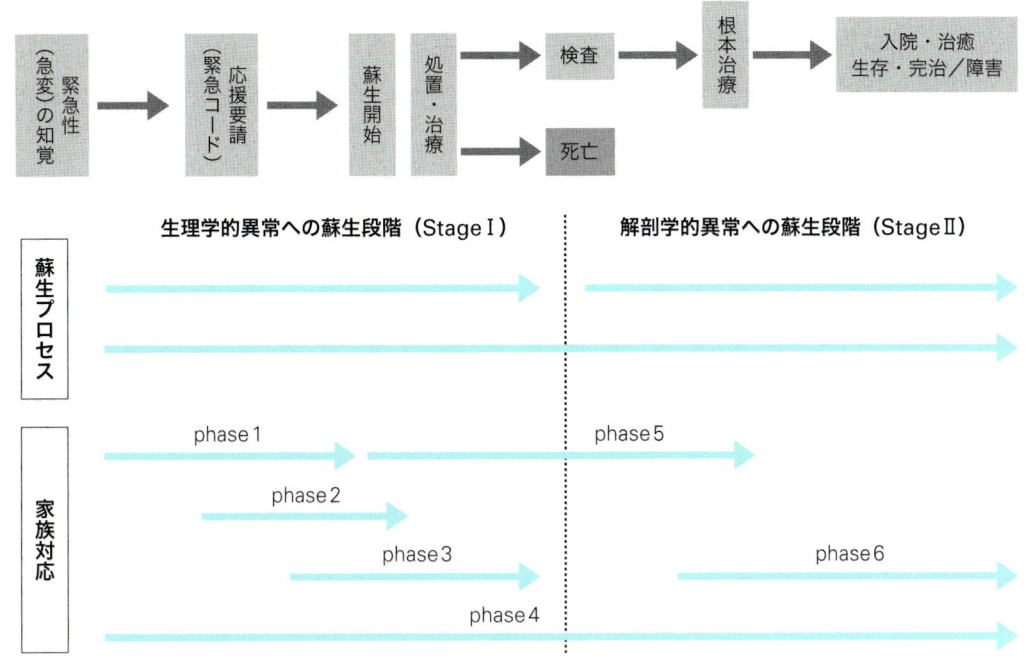

図3-3 緊急性・重症度が高い場合の蘇生プロセスと家族対応

(1) 家族の「場」をつくる（Phase1）

　生理学的蘇生段階において家族は，医療者に「わが子のために治療に専念してもらいたい」と願い，同時にわが子の危機に困惑や動揺を隠すことができず，強い緊張状態にある．そのため看護者は，家族が身を置く場所と，感情を表出するための「場」をつくらなければならない．「場」とは，子どもへの処置や治療によって生理学的状態が安定するまでの「物理的な居場所」であり，「心を落ち着ける場」である．

　「物理的な居場所」は，感情を表出することができ，家族だけで過ごすことができる個室のような静かな空間が望ましい．家族とは，夫または妻，きょうだいなどで構成される1つの単位である．家族員の危機は，家族バランスを脅かすが，家族は支え合う機能を有する．家族が，1人では抱えきれない感情を他の家族員と会話することや，互いの感情を共有することによって，本来の家族がもつ機能を取り戻す機会とするためにも，家族が「心を落ち着ける場」をつくることが重要となる．

　また，二次評価に関する情報収集のため，医療者が何度となく家族のもとを訪れる．家族はいつ呼ばれるかわからず，来院していない家族と連絡をとりたいがその場を離れられず，トイレに行けない場合もある．そのような拘束感を与えないように配慮し，行動を抑制することによる心理的緊張を生じさせてはならない．

(2)「場」を区切る（Phase2）

　家族は，子どもが処置や治療を受けている間，過度の緊張状態にある．過度の緊張は，視野狭窄，知覚の障害，思考停止，感情鈍麻などを引き起こす．看護者は，処置や治療を行う空間と家族の待機する空間を区切る物理的配慮と家族の不安定な精神状態に対する心理的緩和が必

【表3-14】「場」に影響を与える物理的環境と心理的緩和

物理的配慮	● 処置や治療を行う場所と家族の待機する場所の距離 ● 雑然と行き交う医療者の物音 ● 聞き慣れないモニター音やアラーム ● 家族に聴こえる医療者の会話内容
心理的緩和	● 血液の付着した手袋や予防衣を装着したままでの家族との接見 ● 説明時の態度や言葉 ● 待機中に見えるものや聞こえるもの※

※状況や情報が不明確ななかで家族は，待機中に見えるものや聞こえるものがわが子との関連しているのではないかとあらゆるものに関心が向くこともある．

要となる【表3-14】．

(3) 行為を説明する（Phase3）

　家族は，子どもの状態が安定するまで待機を強いられ，子どもの様子や生命予後について過度の期待や悲観を感じている．看護者は，待機する家族に，現在行われている医療行為について事実を説明しなければならない．説明の目的は，家族が待機しなければならない理由を伝えることである．

　家族には，最終的な結果よりも，いまどのような処置や治療が行われているのかを切れ目なく知らせる．決して家族への最初の説明が死亡宣告となってはならない．具体的には，「呼吸を助けるために気管に管を入れている」などと行為を説明する．家族の関心事は「呼吸も楽になり，泣いている」などの子どもの様子を知ることである．

　看護者がこれらの説明をすることにより，家族の心理的サポートにもなる．そして，家族に話をする医療者を限定し，一貫性をもってかかわることが重要である．

(4) 家族の精神状態を保つ（Phase4）

　家族は蘇生行為を受ける子どもと離れた後，「何も考えられない」「先が見えない不安」「重症であるという現実」「もうやめてほしい」「説明と実際の状況が結びつかない」などの思いを抱く[5]．さらに家族は，生命に関する治療について子どもに代わって意思決定を求められる．この意思決定に際しては，生命の危機にあるほど「この決断は正しかったのか」と自らの判断に問い，子どもの無事が確信できるまで予期不安として継続する．このような家族の置かれた状況や揺れ動く精神状態に配慮し，家族機能の自律性を回復する支援していく必要がある．

2) 解剖学的蘇生を目的とした治療段階（Stage Ⅱ）

　解剖学的蘇生段階では，おもに三次評価として原因検索を目的とした画像検査のための移動が可能となり，家族にとっては子どもと対面する機会となる．

(1) 場を読みとる（Phase5a）

　看護者は，再評価によって生理学的状態の安定を確認した段階で，これまで行われた治療の経過と今後の治療方針を家族に伝えられるよう医師と調整する．また，画像検査が行われるま

での短時間を活用し，家族が子どもと対面できるよう準備する．そのために看護者が備えておくべき能力は，初期評価や一次評価による異常に対して行われる治療アルゴリズムやプロトコルの把握と，系統立てた評価アプローチ，蘇生チーム内の関係調整能力，タイムマネジメント能力である．

(2) 家族を招き入れる（Phase5b）

　家族との対面に向け，子どもの衣類や寝衣を整え，不安を想起するような周辺の汚染箇所などの露出を避ける．また，子どもと対面する前に，家族の心理的準備としてどのような管や医療器具がつながれているのかを説明する．しかし，いざ医療器具を装着された子どもを目の前にすると戸惑いが生じるため，手を握ってもよいことなどを伝える．

　時に蘇生行為の甲斐もなく，死亡宣告となることもある．American Heart Association の心肺蘇生と救急心血管治療のためのガイドラインには，「医療従事者が蘇生場面に立ち会うよう勧めないかぎり，両親や家族のほうから立ち会えるかどうか尋ねることはない」と述べられており，また蘇生場面に家族が立ち会うことを有害とするデータはなく，むしろ助けになることを示している[6]．家族にとって子どもの死は，計り知れない重圧となる．救急場面に立ち会う家族の心理状態は曖昧で，「あまり覚えていない」と記憶が断片的であったり，記憶にすら残っていなかったりすることが多い[7]．家族は，泣き崩れ，取り乱し，事実を受けとめきれず何度も確認したり，医療者や他の家族員に怒りを表したりする．また，生命危機状態での意思決定にかかわった家族の苦悩は，遺族になった後も続き，病的悲嘆の誘因になる[8]．家族へのグリーフワークでは，社会資源を含めて組織的にサポートする必要がある．

(3) 家族の精神的苦悩を解き放つ（Phase6）

　この時期は，解剖学的蘇生としての処置や治療が終了し，モニタリングが行われながらも，子どもと家族がともに過ごすことが可能となる．看護者は，「子どもに対して何をしてあげたいか」を家族に確認し，家族のニーズに対応していく．家族は，何をしたいのかすぐには思い浮かばないこともあるが，子どものためにできることを何か1つでも提供するとよい．具体的には，顔を拭く，水を飲ませる，抱っこするなどの日常生活行動を提案し，急変前の精神状態を取り戻す支援を行う．

（吉野尚一）

文献

1) American Heart Association：AHA心肺蘇生と救急心血管治療のためのガイドライン　2010．p11，シナジー，2012．
2) 前掲1），p13．
3) 伊藤龍子，矢作尚久編：小児救急トリアージテキスト．p42，医歯薬出版，2010．
4) 前掲1），p21．
5) 遠藤容加，武田亜希：重症救急患者に付き添う家族が救急場面に直面した時の思い－半構成面接から家族の望む看護のあり方について考える－．日本看護学会抄録集 小児看護(39)：188-190，2009．
6) 前掲1），p33．
7) 前掲5），p190．
8) 戸井間充子，正野逸子，江口千代，藤本照代：生命危機状態にある患者の治療決断の是非に苦悩している家族への治療的質問の意義と効果－ビリーフに焦点を当てて－．日本看護福祉学会誌，17(2)：119-133，2012．

IV 病態別のアセスメントと看護

1. 心肺停止

1) 症状の概要

　平成24年厚生労働省の人口動態統計によると，全死亡者数は1,256,359人で，そのうち0〜9歳の死亡者数は2,225人（約0.18%）であった．不慮の事故が5〜9歳の死因の第1位で，0歳では第4位，1〜4歳と10〜14歳では第2位であり，乳幼児突然死症候群（Sudden Infant Death Syndrome；SIDS）が0歳児の死因の第3位であった．また，0歳児の死因の第2位が呼吸器障害で，1〜9歳では第5位が肺炎であった．そして，心疾患による死亡者数が1〜4歳と10〜14歳では第4位，5〜9歳では第3位であった（IIの表2-1を参照）．このように，子どもの心肺停止の発生率は成人に比べ低く，その死因の多くは呼吸器系障害によるものである．

　乳幼児の心肺停止の特性は，心停止が一時的な原因となることは少なく，呼吸停止に引き続いて心停止になることが多いことである．一方，成人の心肺停止は心原性による心停止が多い[1,2]．また，乳幼児の心肺停止における心室細動・無脈性心室頻拍は院内心肺停止の10〜30%程度，院外心肺停止の10〜20%程度といわれている[3]．このように乳幼児の心停止は，呼吸機能の悪化やショックが進行した場合の終末像であることが多く，典型例では徐脈が進行し，無脈性電気活動（Pulseless Electrical Activity；PEA）や心静止へと至る．いったん心停止になった乳幼児の転帰は不良であるが，呼吸停止だけの状態で発見され心停止に至る前に治療が開始された場合の救命率は70%以上とされている．したがって，乳幼児の心肺停止に直結する呼吸不全やショックに早期に気づき速やかに対応することが，救命率改善に欠かせない．これ

55

> ## Column 心肺停止と心停止
>
> 心肺停止とは，心臓と呼吸が停止した状態（Cardiopulmonary Arrest；CPA）を指し，心停止とは，心臓が十分な循環を保つことができなくなっている状態のことである．

は乳幼児の蘇生を語る際の基本概念となっており，乳幼児の救命の連鎖として概念が集約されている（Ⅱの図2-2を参照）．

2) アセスメントとケアの技術

具体的な処置などは第Ⅱ章（p9）にまとめているため，本項では心肺停止を予防する観点から述べる．子どもの心肺停止を予防する方策として，(1) 事故防止の啓発，(2) 呼吸障害・ショック・意識障害の早期認識がある．

(1) 事故防止の啓発

わが国における1歳以降の子どもの死因のうち，第1位または第2位は「不慮の事故」である．多くの不慮の事故は予防が可能であり，これによる心肺停止を未然に防ぐことは重要である．事故は偶発的で避けられないものではなく，予防可能な傷害と捉え，不慮の事故による傷害の予防について一般市民を啓発することが必要である．

a. 自動車事故の予防

6歳未満の自動車同乗中交通事故による死傷者は，チャイルドシート装着義務化（2000年）以降も，全年齢平均の3倍以上の増加率で推移している．原因として，チャイルドシート装着率が50％未満と低く，装着していても取り付けが不十分であることが指摘されている．

b. 自転車事故の予防

15歳未満の自転車事故による死傷者数は年間約4万人で，これは自動車事故や歩行者事故による死傷者数をはるかに上回る．自転車事故による死亡と関連が深い頭部外傷の重症度が，ヘルメット装着で著しく軽減することが知られているが，わが国では自転車乗車時のヘルメット着用に対する認識が低い．また，2歳未満の子どもが自転車補助椅子から転落する事故が多いのも，わが国の特徴である．

c. 異物誤飲・誤嚥の予防

子どもの異物誤飲・誤嚥による死亡者の約60％が1歳未満の乳児であり，5歳未満が約90％以上を占める．目安としてトイレットペッパーの芯を通過する大きさのものすべてが，乳幼児の異物誤飲・誤嚥の原因となり得る．乳児健診などの定期的な診察の機会を利用して，子どもの発達段階に応じた予防のための指導が大切である．（詳細は，本章の5.「誤飲・誤食」（p75）を参照）

d. 溺水の予防

わが国では，自宅浴槽での溺水が多い．幼い子どものいる家庭では，浴槽に残し湯をしない，風呂場に入る扉の高い位置に鍵を装着するなど，さまざまな危険性を想定した予防策が必要である．（詳細は，本章の4.「溺水」（p71）を参照）

e. 火災の予防

子どもの火災による死亡の80％は，自宅火災であると報告されている．家屋への煙探知機や消火スプリンクラーの設置が，火災による死亡を減らすのに有用とされているが，自宅に残された子どもの火遊びによる出火が後を絶たない．難燃素材の指定や，子どもが使えないライターの開発などが検討されているが，保護者の監督が不可欠であるという認識が前提にある．

(2) 呼吸障害・ショック・意識障害の早期認識

小児救急患者の初期治療において病名診断がつかない場合でも，呼吸循環機能の生理学的把握ならびに子どものバイタルサインの評価に基づく迅速な初期評価を行うことで，直ちに初期治療を開始することが可能となる．そして，最終的には，状態を安定させつつ，診断を行う努力をし，さらに高度な治療に結びつけることができる．

a. 呼吸障害の早期発見

子どもの呼吸障害は多く見られ，心停止の原因として重要である．子どもの外傷では，その6割が頭部外傷を合併するが，頭部外傷自体によって心停止に至ることよりも，頭部外傷により呼吸障害が進み，低酸素から徐脈，心肺停止へと至ることが多いといわれている．このことから，酸素化や換気が障害される前の早期の段階で呼吸障害に気づき，早期に初期治療を開始することにより，心肺停止をはじめ，深刻な状態に進展することを未然に防止できる．（詳細は，Ⅲ 2. 2）「呼吸（Breathing）」（p32）と本章の6．「呼吸苦」（p81）を参照）

b. ショックの早期発見

ショックに陥ると，組織灌流障害により組織の代謝需要と比較して酸素と栄養が十分に供給されず，細胞の酸素不足，代謝性アシドーシスなどが進行し，生命維持に危機が迫った急性全身性の病態に至る．頻拍の段階で早期に循環不全の存在を認識することが大切で，血圧測定値などに頼りすぎることなく，視診をとおして臨床的にショックを認識しなければならない．（詳細は，Ⅲ 2. 3）「循環（Circulation）」（p38）を参照）

c. 意識障害の早期発見

子どもの意識障害には特別な注意が必要である．いつもと様子が違う，過敏，泣きやまない，目を合わせないなどの非特異的な反応に注意を喚起する．このような意識変容が呼吸循環不全の部分症状として現れるため，意識障害を的確に認識することで心肺停止の危険予測につながる．（詳細は，Ⅲ 2. 4）「神経学評価（Disability）」（p42）を参照）

・・・・・

院内における子どもの心肺停止については，Medical Emergency Team（MET）やRapid Response Team（RRT）などの医療チームが重要視されるようになってきた．METの判断基準を満たした症例は早期に小児集中治療室（Pediatric Intensive Care Unit；PICU）へ入室させ，早期介入によって心肺停止の防止に努め，心肺停止の状態を呈しても迅速に対応できる環境下でモニタリングすることが必要とされる．

一方，院外における子どもの心肺停止については，METなどの医療チームが対応できないうえ，呼吸原性による心停止に陥った子どもは，転帰が著しく悪い[4]．そのため今後，そのよ

うな状況に陥らないように事故防止を啓発することや，PICUへの広域的な搬送システムを確立することが必要である．

2. 頭部外傷

1) 症状の概要

　子どもは相対的に頭部が大きいため，重心が高く不安定な体型である．さらに乳幼児期は，防御行動が未熟で，身体の筋肉や骨格が未発達のため，転倒・転落などによって頭部を受傷する頻度が高い．

　子どもは年齢によって受傷の特徴があり，成長に伴う活動範囲の変化によって外傷の原因はさまざまである【表4-2-1】．

　小児頭部外傷の病態は，頭蓋内圧亢進が受傷早期より出現すること，そして外傷後に進行する虚血脳損傷が神経機能予後を大きく左右することが特徴である[5]．

【表4-2-1】 頭部外傷の原因（成長段階別）

新生児期	吸引分娩時に剥離骨折がみられることがある．また，移動時に落下して頭部を打撲することがある．
乳児期	寝返りの時期には，ソファなどの上から転落して受傷することがある．また，乳幼児期は頭部が大きく運動能力が未熟なため頭部を打ちやすい．とくに6カ月から1歳頃は，座位もしくはつかまり立ちの状態から転倒することも多く，重度の意識障害や全身けいれんをきたすことがある．さらに，抱っこされて車に乗り交通事故に遭った場合，ダッシュボードと保護者の身体の間で挟まれ受傷することもある．
幼児期	遊具からの転落，飛び出し事故などの原因が多い．その他，受傷の原因と外傷の程度が合わない場合，頻回の外傷歴がある場合は，被虐待児症候群を考慮する必要があり，揺さぶられっ子症候群も虐待の一部として念頭に置く必要がある．
学童期以降	学校での事故やスポーツ事故が増加する．とくに男子は女子に比べて発生率が高く，小学校高学年から中学校にかけて最も男女差が顕著になる【表4-2-2】．

【表4-2-2】 頭部外傷年齢別性別件数

年齢	0〜4	0	1	2	3	4	5〜9	10〜14	15〜19
件数（合計）	2,296	394	670	540	401	291	976	411	248
男	1,364	208	383	334	251	188	653	288	159
女	932	186	287	206	150	103	323	123	89

※年齢階層別では，0〜4歳が58.4%と過半数を占め，そのうち1歳が最も多く17.1%を占めていた．また，年齢が高くなるにつれて発生数は少なくなっていった．
※性別では，男児62.7%，女児37.3%と男女差がみられる．
（国民生活センター：小児の頭部外傷の実態とその予防策．1997．）

Column 一次性損傷と二次性損傷

　頭部外傷による損傷には，一次性損傷と二次性損傷が存在する．一次性損傷とは受傷時の力学的損傷（外力の強さ，受傷機転など）であり，二次性損傷とは血腫形成・脳虚血・脳浮腫・脳腫脹など受傷後の生体反応の結果として生じる損傷である．二次性損傷が加わることにより，時間経過とともに患者の病態は悪化する．

　乳児の頭蓋骨は薄く軟らかく，骨縫合が不完全で脆弱である．そのため，骨折線を伴わない陥没骨折や解離性骨折，縫合離開などが多く，成人と比較すると重傷直下の直撃損傷の頻度が高い．さらに，頭皮の各組織の結合が未熟で剥がれやすいこと，板間静脈や硬膜血管などが豊富であることから，皮下血腫や帽状腱膜下血腫，骨膜下血腫をきたしやすい．

　小児頭部外傷への対応で重要なことは，当初軽症と判断された子どもが，二次性脳損傷により重篤な転帰を辿ることないようにすることである．

　また，頭部外傷の受傷は偶発的なものが多いが，一方で非偶発的な虐待による頭部外傷 (Abusive Head Trauma in infants and young children；AHT) が年々増加傾向にあり，注意が必要である．

2）アセスメントの実際

> 症例：
>
> **症例：Ａくん，3歳6カ月，男児**
>
> - 来院時は，意識清明，顔色良好であった．
> - 保育園で他の子どもと遊んでいるときに滑り台で転倒し，後頭部を強く打った．すぐに泣いた後，落ち着くが，嘔吐1回みられたため受診した．
> - バイタルサイン：体温36.9℃，脈拍数136回/分，呼吸数34回/分，血圧92/52 mmHg，SpO_2 98〜99%

　幼児は，嘔吐中枢の未熟性などから嘔吐が出現しやすいため，外傷の重症度を表すとはかぎらない．しかし，頻回の嘔吐がみられる場合は，頭蓋内圧亢進に伴う症状であることを疑い，適切な治療を開始しなくてはならない．

　Ａくんは，軽症の頭部外傷であり，CTの適応ではないと判断される．しかし，図4-2-1（p61のColumn内）にあるように，臨床では「医師の裁量」と「保護者の希望」により対応しており，小児頭部外傷患者への対応に関しては，いまだ課題が多いことを表している．

3）ケアの技術と看護のポイント

(1) 病歴の聴取

　頭部外傷の病歴を聴取する際のポイントは，次のとおりである．

① 受傷した時刻
② 受傷機転
③ 基礎疾患の有無
④ 来院までの症状

②受傷機転では，転落の高さ，床・地面の性状，着地の際の姿勢などを詳しく聴取し，受傷部位との整合性からアセスメントする必要がある．また，④来院までの症状では，意識障害（すぐに啼泣したか否か）やけいれん，嘔吐回数，鼻漏・耳漏の有無を確認し，受傷転帰からのアセスメントと合わせて総合的に判断し，対処法を検討していく．

①②④をとおして，「受傷状況を説明できない」「あいまい」「聞くたびに説明が変化する」「説明する者によって内容が食い違う」，また「受傷から随分と時間が経過してから受診している」などの場合には，虐待を強く疑う[6]．

③基礎疾患の有無は，頭部外傷の場合とくに重要である．てんかん，失神などの既往は，その発作による頭部外傷である可能性がある．複数の外傷歴がある場合には虐待を考慮しなければならない．また，過去に複数回の交通外傷歴がある場合には，背景に発達障害やADHDが隠れている可能性もある．さらに，現在治療継続中の疾患，内服薬などを確認し，血液疾患や抗凝固薬を内服している場合には，頭蓋内出血のリスクが高いため注意が必要である．頭部外傷の既往があり，脳震盪を指摘されたことがある場合には，頭部外傷に続発するセカンド・インパクト・シンドローム（Second Impact Syndrome；SIS）に注意が必要である．

(2) 症状への対処

以下のような症状がみられた場合は，適切に対処する必要がある．

a．意識障害

すぐに泣いた場合は，意識障害はないと判断できるが，泣かずに意識障害がある場合は，呼吸状態を観察し，頭部を動かさず，頭部をやや高くして静かに寝かせるなどの対処を行う．また，いびき様呼吸をしていた場合は，下顎部かオトガイ部を少し持ち上げ，首をまっすぐに伸ばし舌根沈下しないように対処する．

意識障害とその時間経過はもっとも重要な観察項目である．英国国立医療技術評価機構による頭部外傷ガイドラインでは，意識消失のある患者では外傷性脳損傷の可能性が高いことが報告されており，5分以上の意識消失がある場合には頭部CTの施行を推奨している[7]．

b．外傷

出血を伴う場合，タオルなどで圧迫し，止血するなどの対処を行う．頭部腫脹の場合は冷却し，外傷を伴う場合は消毒するなどの処置を行う．

頭蓋骨骨折を身体所見から推察することは困難であるが，大きな皮下血腫があり境界が不明瞭な場合は頭蓋骨骨折を疑う．血腫が大きい場合や，頭頂部や側頭部に血腫がある場合には，頭蓋骨骨折を合併していることが多く，さらに3カ月未満の乳児の場合は，頭血腫がなくても頭蓋骨骨折を合併している傾向にあるとされ，注意が必要である．

c．嘔吐

1，2回の嘔吐のみで，意識障害，けいれんなどの症状がなければ，それほど心配することはない．しかし，3回以上の嘔吐の既往がある場合は，頭部CTの施行を推奨している[8]．ま

Column 頭部画像診断の必要性

　頭部単純X線撮影による頭部外傷評価は，現在では有用ではないと考えられている．頭部CTについては，いくつかのガイドラインが報告されており，ここでは，Kuppermannら[9]の研究グループによって示された頭部CT施行基準を示した【図4-2-1】．

2歳以上

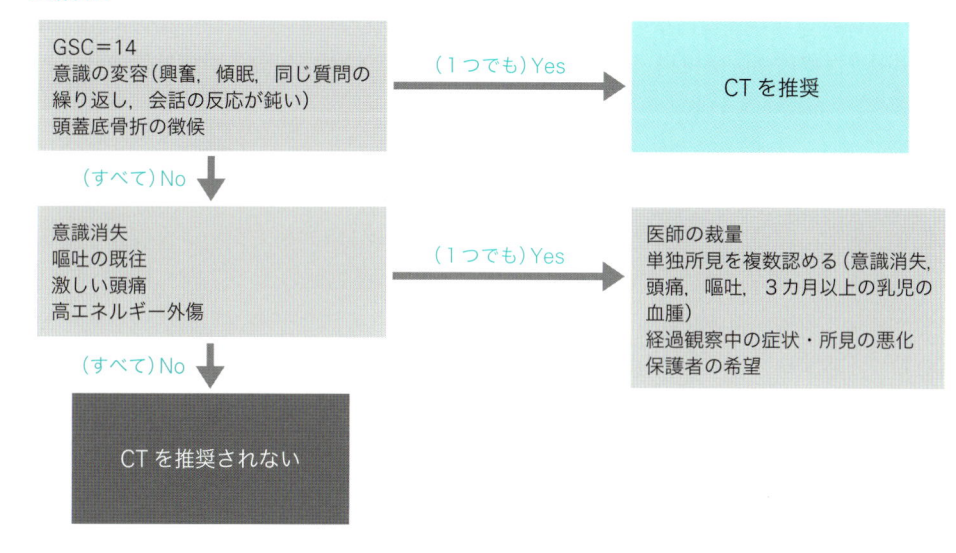

```
GSC=14
意識の変容（興奮，傾眠，同じ質問の
繰り返し，会話の反応が鈍い）
頭蓋底骨折の徴候
```
──（1つでも）Yes──→ **CTを推奨**

（すべて）No ↓

```
意識消失
嘔吐の既往
激しい頭痛
高エネルギー外傷
```
──（1つでも）Yes──→
```
医師の裁量
単独所見を複数認める（意識消失，
頭痛，嘔吐，3カ月以上の乳児の
血腫）
経過観察中の症状・所見の悪化
保護者の希望
```

（すべて）No ↓

CTを推奨されない

2歳未満

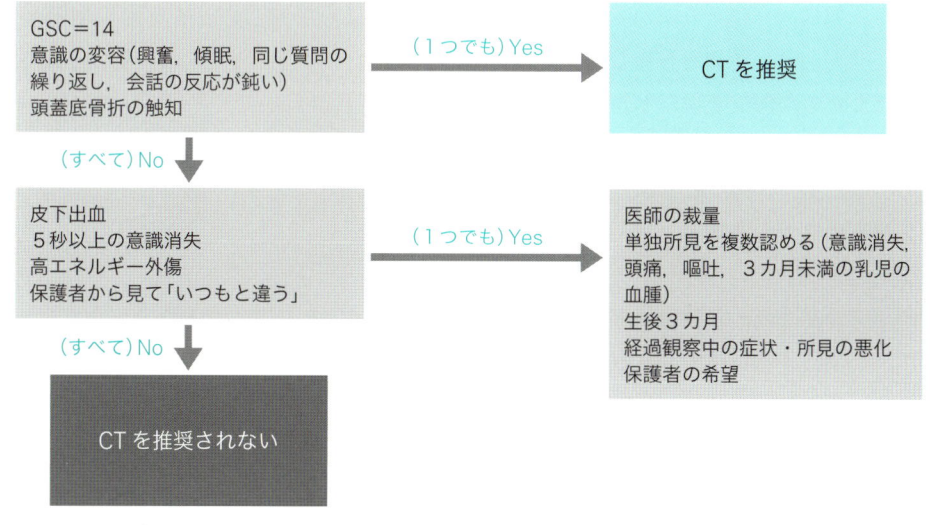

```
GSC=14
意識の変容（興奮，傾眠，同じ質問の
繰り返し，会話の反応が鈍い）
頭蓋底骨折の触知
```
──（1つでも）Yes──→ **CTを推奨**

（すべて）No ↓

```
皮下出血
5秒以上の意識消失
高エネルギー外傷
保護者から見て「いつもと違う」
```
──（1つでも）Yes──→
```
医師の裁量
単独所見を複数認める（意識消失，
頭痛，嘔吐，3カ月未満の乳児の
血腫）
生後3カ月
経過観察中の症状・所見の悪化
保護者の希望
```

（すべて）No ↓

CTを推奨されない

※ 高エネルギー外傷とは，交通外傷，90cm以上の高さからの転落（2歳未満），1.5m以上からの転落（2歳以上），高速の物体による頭部への衝撃を指す．

【図4-2-1】軽症頭部外傷患者に対する頭部CTアルゴリズム
(Kuppermann N, et al：Identification of children at very low risk of clinically important brain injuries after head trauma - a prospective cohort study. Lancet, 374(9696)：1660-1170, 2009.)

た，気分が優れない場合は，頭蓋内圧亢進に伴う症状を疑い，検査が必要である．

意識障害があり，嘔吐した場合は，吐物が気道内を閉鎖して窒息する恐れがあるので，首を横に向けて吐物を口腔外へ導き出すように対処する．

d. 無呼吸

人工呼吸だけではなく，胸骨を圧迫する心臓マッサージを同時に行う（手順については，Ⅱ3.「小児一次救命処置（PBLS）」（p12）を参照）．

e. けいれん

頭部外傷後のけいれんは，小児頭部外傷の約10％程度に合併し，とくに重症頭部外傷に多い．英国国立医療技術評価機構によると，てんかんの既往のない場合の頭部外傷後けいれんでは，頭部CTを推奨している[7]．

(3) 重症児の看護

重症児の場合，頭蓋内圧の亢進を最小にとどめ，20 mmHgを超えないように管理することがもっとも重要な援助である（基準値：5～15 mmHg）．医療処置として，内・外減圧術，脳室ドレナージなどの手術療法，さまざまな薬物療法，低体温療法などの保存的治療を集中的に行うとともに，輸液や特殊栄養の補給，酸素療法，医用工学機器（ME機器）の補助により生命が維持される．また，頭蓋内出血がある患児は，意識障害，誤嚥，けいれん発作による呼吸障害を引き起こし，気管挿管や吸引が行われる可能性が高いため，必要な物品を準備しておく．

脳・神経系の代償作用と生命力の変化の激しい子どもの状態を十分に理解し，行われる医療の特徴とその効果を最大限にするために，子どもの病態の変化を早期に把握する観察力と，患児の回復過程を左右する看護技術の質を高めることが重要である．具体的な看護として，頭蓋内圧を正常範囲内に保つためのベッド角度の調整，心地よいと感じられる身体への接触（タッチング），話しかけ，苦痛を与えない短時間での吸引（ミニマル・ハンドリング），身体と頭部を一直線に保つための体位変換などが考えられる．

ここでは，重症児への看護として重要な「脳障害の拡大の予防」と「生活障害の拡大の予防」の2つの視点を軸に述べる．

a. 脳障害の拡大の予防

● 安定した呼吸の維持

呼吸障害による低酸素状態は脳浮腫を増強させ，頭蓋内圧を亢進させるため，正常な肺換気を得て，酸素が十分に供給されるように気道の確保を行う．多くの場合，機械的人工呼吸管理が行われ，動脈血酸素分圧（PaO_2）が80 Torr以上となるように調節される．

また，動脈血二酸化炭素分圧（$PaCO_2$）の上昇は，頭蓋内圧を亢進させるため，$PaCO_2$は基準値内で調節される．

● 安定した循環動態の維持

脳灌流圧を60 mmHg以上に保つために，平均動脈圧にも注意を払う．低血圧に対しては，輸液などで循環血液量を確保し，必要に応じて薬剤が投与される．

● 脱水・脳浮腫の予防

脳浮腫の予防として利尿剤（グリセオール®，マンニトール®）が使用される．尿量が増えるとともに輸液量が抑えられるため脱水に陥りやすい．心機能に異常がなければ，むしろ十分な補液を

して循環血液量を増やし脳循環の維持を図る．

ただし，血圧をコントロールし，肺浮腫を予防するためにも，水分が摂取過多にならないように正しい尿量を把握することが大切である．

● 解熱の促進

体温の上昇は酸素消費量を増加させ，脳の代償機能障害を招き，脳浮腫や頭蓋内圧を亢進させる．これらを予防するため，積極的な解熱が図られる．ただし，解熱剤の使用により血圧下降が起こることがあるため，注意が必要である．

● 体位の工夫，体位変換時の注意

頭部を挙上することにより静脈還流を促進し，頭蓋内圧の亢進を軽減させる．しかし，頭部挙上により血圧が低下し，脳灌流圧が低下する場合は，15〜30度の挙上にとどめるように管理する．また，頸部の屈曲や胸腔内圧の上昇は，静脈還流を妨げるため，頸部は正中固定を保持し，胸腔内圧が上がるような腹部膨満の出現や腹部圧迫にも注意をする必要がある．

最低2時間ごとの体位変換をするが，安全確保のためにも複数の看護師で慎重に体位変換する．脳室ドレナージ中に体位変換する際には，排液の逆流を防ぐために必ずドレーンはクランプしておく．頭部側からバッグ側の順にクランプし，解除時はその逆の順で行う．また，チューブの屈曲，ねじれ，圧迫に注意する．

b．生活障害の拡大の予防

● 栄養の補給

意識障害がある場合は，高カロリー輸液（Intravenous Hyperalimentation；IVH）により栄養管理が行われる．この栄養管理中は，血糖，浸透圧，電解質バランスをチェックする．

● 感染予防

さまざまなラインやドレーンが挿入されているため，ドレナージや気管内吸引などは無菌操作を徹底する必要がある．また，子どもの全身の清潔を保持するように援助する．

● 排便への援助

脳障害は，自律神経系の機能低下により便秘を生じやすい．便秘時の怒責などは血圧上昇の誘因となるため，適切な排便コントロールを行う必要がある．

● 関節拘縮の予防

関節拘縮は，回復後の生活障害の原因となるため，理学療法士や作業療法士などの専門家と話し合い，良肢位の確保や他動運動などを積極的に行っていく必要がある．

● 危険防止

子どもの意識が清明になるまで（とくにもうろう状態のときには），ベッドからの転落や自己抜管などの事故を起こす可能性が高い．看護師がベッドサイドから離れる際は，ベッド柵を必ず上げるように徹底する．また，自己抜去されないようにチューブ類はしっかり固定しておく．

c．帰宅と再来について

1999年の米国小児科学会ガイドライン[8]では，小児軽症頭部外傷患者は，病院や救急外来，かかりつけ医，自宅などで，計24時間の経過観察が必要としている．帰宅して経過観察する場合は，看護師は，再来が必要な症状として「いつもと様子が違う」「嘔吐が続く」「頭痛がある」「睡眠から覚醒しない」など，具体的な症状を伝えることが必要である．

Aくんは，意識清明であり，嘔吐は1回のみでその後は認められていない．どのくらいの高

さから転倒したかは不明であるが，頭蓋内病変のリスクは低いと予想された．親は心配していたが，受傷後にAくんはジュースを飲んでも，悪心・嘔吐が認められなかったことや受傷後4時間以上経過しても様子に変化がないことから，自宅における具体的な観察項目を示し，帰宅することとなった．

d．家族への援助と指導

頭部外傷事故の予防を家族に指導することは，小児医療に携わる者の役割である．【表4-2-3】を参考に，成長発達に応じた家庭での事故防止を啓発することが必要である．

【表4-2-3】 頭部外傷事故を予防するために

生まれてから5カ月頃まで
- 出産までに子どもの生活環境（階段や風呂場など）の点検と見直しを行い，危険な箇所は修理したり，鍵をつけたり，柵を設けたりしておく．
- 乳児を床よりも高い位置に寝かせたり置いたりする場合は，転落事故を起こさないよう常に留意する．
- 乳児の移動は親が両手で抱えて行う．椅子や体全体をカゴにいれられないベビーカーは用いるべきではない．育児用品は常に成長発達の段階を考慮して利用する．

6カ月から1歳頃まで
- お座りができ歩き始める頃であるため，床の段差や敷居につまずいて転倒する．また，階段，玄関，庭への段差での転落事故が多くなる．転倒しても外傷の程度が少なくすむように環境を整える．
- テレビなどは部屋の隅に置き，床には物を置かない．また，床にマットを敷くなどして転倒時の衝撃を少なくする．
- 自宅に階段があれば出入り口に柵を設け，手すりをつける．柵を設置するスペースがなければすべり止めを置いたり，壁にラバーをつけたりする．
- ベビーカーは，首のすわり，腰の安定など成長発達を考慮して選ぶ．

1歳から4歳頃まで
- 一人歩きができるようになり行動範囲がぐっと広くなる時期である．階段の上り下りには必ず親が同伴し，手をつなぐか下側から見守る．とくに，コンクリートの階段には注意する．
- 風呂場での事故が多くなるため，すのこなどを置いて滑りにくくする．溺水事故の原因ともなるので，風呂場の出入口に鍵をかけ一人で入れないようにするとともに，浴槽の水は必ず排水しておく．
- 公園の遊具による事故が多くなるため，幼児の年齢に応じた遊具を選ぶ．地面の硬さや付属する階段の幅や間隔など遊具そのものに問題がないか，あらかじめ危険性を確認しておく．この年齢層の幼児は自己中心的になりやすいため，ルールを守ることの大切さを学ばせる．
- この年齢層での自転車事故には，乗り始めによる運転技術の未熟さと大人との二人乗りによる転倒事故がある．足台のある補助座席を使用し，自転車を止める場合は必ず幼児を先に降ろす．

5歳以後
- 幼稚園，保育所，学校での事故やスポーツ事故が増加する．
- 安全教育や施設面での安全対策を施しておくとともに，危険に対する本人の自覚を促していくことが肝要である．

3. 熱傷

1) 症状の概要

熱傷は，熱刺激の結果，皮膚に生じた損傷である．4歳までの子どもの熱傷の約90％は自宅内で受傷し，熱湯や蒸気などに接触して生じる温熱熱傷であることが多い．子どもの熱傷の場合，成人と比較すると皮膚が薄いため熱傷深度が深くなりやすいことや，細胞外液の占める割合が高くショックに陥りやすいこと，低血糖・低体温になりやすいことに，とくに注意が必要である．

熱傷の危険性は年少児であるほど高く，年少児の熱傷の中には，虐待やネグレクトに起因するものもある．また子どもの場合，瘢痕拘縮などにより，運動機能や美容に関わる長期的な治療を要する場合もある．

熱刺激により，細胞レベルでタンパク質が変性することで活性が失われ，膜脂質の流動性が高まり，膜内の酵素活性が失われ，細胞機能が障害される．熱の直接作用により，表皮や真皮に障害が起こり，真皮内血管に血栓が形成され，毛細血管内圧の上昇と局所のうっ血が起こり，組織に浮腫が生じる．一方，熱の間接作用として，ヒスタミンやタンパク分解酵素，プロスタグランジン，サイトカイン，活性酸素などの種々の血管透過性亢進物質が遊離し，局所で血管透過性が亢進し，血漿成分が血管外へ漏出することにより血管周囲の浮腫が顕著となる．さらに，広範囲熱傷では，血管透過性亢進に働く化学伝達物質が局所のみならず全身に溢れ出し，全身の血管にも作用して，血管透過性が亢進する．

2) アセスメントの実際

> **症例：**
>
> **Bくん，0歳8カ月，男児**
>
> - 母親がBくんを背負いながら夕食の準備をしていたところ，突然Bくんが泣き始めた．
> - なぜ泣いているのか母親はわからなかったため，5分間あやし続けた．
> - しかし，Bくんは泣きやまないため，母親は変だと思い，子どもを下ろして見てみると，右手の指先の一部が赤くなっていることに気づいた．
> - すぐに保冷剤を用いて，冷やしながら救急外来を受診した．
> - 右第2・3指の手背側に発赤と第1～第2関節あたりに水泡形成が見られた．
> - バイタルサイン：体温36.9℃，呼吸数40回/分，心拍数144回/分，SpO$_2$ 99％（空気下），意識清明

Bくんのバイタルサインは正常範囲内であり，熱傷面積は右第2・3指の手背側に範囲1％未満，第1～第2関節あたりに水泡形成を伴う熱傷が見られる．熱傷深度は浅達性Ⅱ度熱傷と判

定できる．ただし，受診時点での評価であるため，再度評価することが必要である．また，子どもでは熱傷面積が体表面積の10％でもショックに陥る可能性があり，年齢が低いほど小範囲の熱傷でもそのリスクは上がるとされているため，引き続き慎重に観察する必要がある．熱傷の評価は，熱傷部位，熱傷深度，熱傷面積（対表面積に対する割合）を中心に行う．

(1) 熱傷深度の評価

　熱傷深度は，視診と疼痛の有無から4段階に分けられる【図4-3-1，表4-3-1】．成人の場合，痛み刺激に対する反応が熱傷深度の評価に利用されるが，乳幼児の場合には困難であるため，数日後創面を観察して評価する【表4-3-2】．子どもの場合，皮膚が薄く，同等の熱に接してもⅢ度熱傷になりやすい．また，受傷直後にⅡ度以下と判断した熱傷も結果的にⅢ度になる場合が多い．

(2) 熱傷面積の評価

　熱傷面積は，全体表面積に対する熱傷面積の割合（％）で示す．子どもの場合は5の法則【図4-3-2】や手掌法（手掌が全体表面積の約1％であることを用いて熱傷面積を概算する）を用いて概算を行い，その後Lund and Browder【図4-3-3】によって正確に計算しなおす．受傷早期では熱傷の範囲が明確ではないことが多いため，熱傷深度と同様に経時的に評価しなおす必要がある．

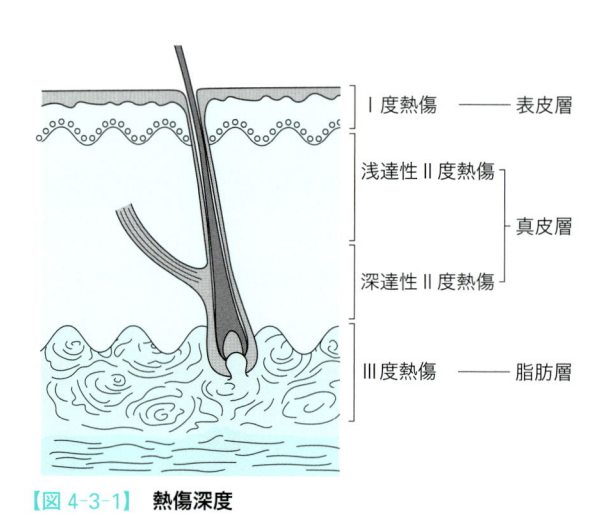

【図4-3-1】　熱傷深度

【表4-3-1】　熱傷深度の判定基準

熱傷程度	外見	症状	治癒過程
Ⅰ度熱傷	発赤・紅斑	疼痛・熱感	数日
浅達性Ⅱ度熱傷	発赤・水疱・浮腫・びらん	強い疼痛・灼熱感・知覚鈍麻	1〜2週
深達性Ⅱ度熱傷			3〜4週，瘢痕が残る
Ⅲ度熱傷	蒼白（時に炭化）	疼痛なし	月単位（自然治癒は困難で，皮膚移植を要する）

（日本熱傷学会用語委員会編：熱傷用語集．改訂版，p53，日本熱傷学会，1996．を参考に作成）

【表 4-3-2】 創面の観察による熱傷深度

第Ⅰ度熱傷 (Epidermal Burn；ED)	皮膚の壊死は表皮内にとどまり，皮膚のバリア機能は保たれているため感染の危険性はない．
第Ⅱ度熱傷 (Superficial Dermal Burn；SDB)	真皮の浅い層の浅達性Ⅱ度熱傷と，それより深い層の深達性Ⅱ度熱傷に分けられる．浅達性Ⅱ度熱傷は皮膚の壊死が真皮にまで及ぶため，表皮のバリア機能は失われ感染の危険性は高くなる．深達性Ⅱ度熱傷は感染などで容易にⅢ度熱傷に移行する．
第Ⅲ度熱傷 (Full Thickness Burn；DB)	真皮，表皮全層が壊死に陥り，壊死が皮下組織や筋肉に達する場合．バリア機能は失われ厚い壊死組織が存在するため，感染を起こしやすい．また，表皮を再生する細胞が死滅しているので，通常直径 5 cm 以上のⅢ度熱傷では壊死組織の切除と植皮術を行なわなければ治癒しない．

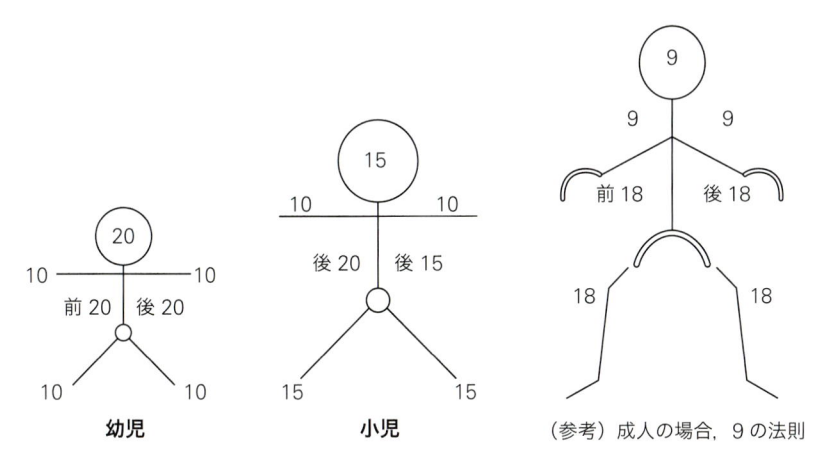

【図 4-3-2】 5 の法則
(Blocker TG Jr：Local and general treatment of acute extensive burns. Lancet, 257 (6653)：498-501, 1951.)

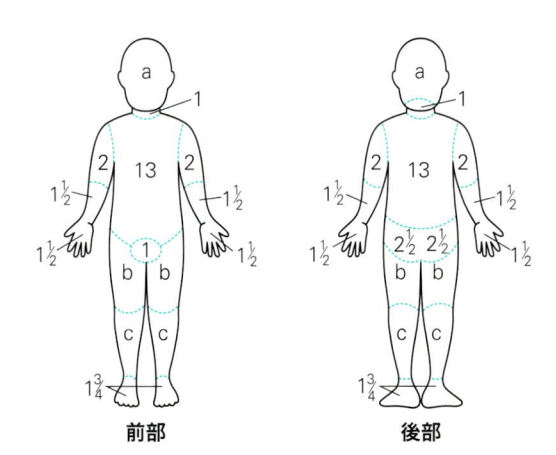

	0歳	1歳	5歳	10歳	15歳
a	9½	8½	6½	5½	4½
b	2¾	3¼	4	4¼	4½
c	2½	2½	2¾	3	3¼

【図 4-3-3】 Lund and Browder の公式
(Lund CC, Browder NC：Estimation of areas of burns. Surgery, Gynecology and Obstretrics, 79：352-358, 1944.)

3）ケアの技術と看護のポイント

熱傷の重症度は，前述した熱傷面積や熱傷深度のみではなく，熱傷の受傷部位，子どもの年齢や既往，合併症の有無とあわせて評価される．

どのような施設で治療を行うのが望ましいかという観点から重症度分類を行ったArtzの基準【表4-3-3】や，熱傷受傷面積，熱傷指数，熱傷予後指数を用いて判定を行う方法もある．

そして，熱傷受傷面積，熱傷指数，熱傷予後指数は以下の計算により判断する．

- 熱傷受傷面積（Total Burn Surface Area；TBSA）＝Ⅱ度熱傷面積＋Ⅲ度熱傷面積
- 熱傷指数（Burn Index；BI）＝0.5×Ⅱ度熱傷面積＋Ⅲ度熱傷面積
- 熱傷予後指数（Prognostic Burn Index；PBI）＝BI＋年齢　【表4-3-4】

熱刺激が大きい場合は，全身性炎症反応により全身の臓器に影響が生じるため，熱傷創の管理だけではなく，集約的な全身管理が必要となる．また，広範囲熱傷の場合は，受傷後の時間経過により対処すべき問題が変化していく．ここでは3期に分けて，看護ケアについて述べる．

(1) ショック期のケア【表4-3-5】

この時期は，血管透過性の亢進により血漿成分が血管外へ漏出し，循環血液量減少性ショックの症状を呈する．また，低タンパク血症も進行し，全身浮腫が増強していく．その他，心収縮力低下や腸管などの臓器障害が生じる．

ここで重要なことは，ショックに対する輸液療法と前述の臓器機能などを注意深く観察することである．

まず熱傷における輸液療法の目的は，循環血液量を過不足なく適切に保ち，熱傷創周囲や全

【表4-3-3】　Artzの基準（1957）

重症熱傷 …熱傷専門医が配置されている施設での入院加療を要する	Ⅱ度熱傷30％以上のもの Ⅲ度熱傷10％以上のもの 顔面，手，足のⅢ度熱傷 その他，気道熱傷，骨折，軟部組織の損傷，電撃傷，化学熱傷
中等度熱傷 …一般病院での入院加療を要する	Ⅱ度熱傷15〜30％のもの Ⅲ度熱傷10％未満のもの（顔面，手足は除く）
軽症熱傷 …外来通院でよい	Ⅱ度熱傷15％未満のもの Ⅲ度熱傷2％未満のもの

（Artz CP, Moncrief JA：The Treatment of Burns. pp94-98, WB Saunders Company, 1969.）

【表4-3-4】　熱傷予後指数（PBI）

PBI＝120〜	致死的熱傷で救命はきわめて困難
PBI＝100〜120	救命率20％程度
PBI＝80〜100	救命率50％程度
PBI＝〜80	重篤な合併症，基礎疾患がなければ救命可能

身の臓器血流を維持することである．熱傷の受傷直後では循環に異常がなかったとしても，受傷後数時間で血管透過性が亢進し，ショックに陥りやすいとされ，初期輸液療法が重要とされている．

輸液量（mL）は，次の式（Baxter formula：Parklandの公式）を用いて計算できる．

$$4.0\ \text{mL} \times 熱傷面積（\%）\times 体重（\text{kg}）$$

最初の24時間は全量を乳酸リンゲルで輸液する．そのうち，受傷から8時間までに1/2，次の16時間に1/2を輸液する．一般的に小児は細胞外液が多く，熱傷受傷時にはショックに陥りやすいため輸液量も多くなる．また，低血糖になりやすいため，輸液に糖分を加えることが推奨されている．

また，子ども（体重30 kg未満）のAdvanced Burn Life Support（ABLS）の場合には，次の式を用いる．

$$3\sim 4\ \text{mL} \times 体重（\text{kg}）\times 熱傷面積（\%）+ 維持液（\text{mL}）$$

乳酸リンゲルを用い，受傷から8時間までに1/2，次の16時間に1/2を輸液する．そして子どもの場合は，尿量1.0 mL/kg/時が得られるように輸液量を調節する．維持液（mL）は，5％糖加乳酸リンゲル液を，体重10 kgまでの重量に対して，100 mL×重量（kg），10 kg超えた場合は50 mL×重量（kg），体重20 kg以上の場合は20 mL×重量（kg）と算出し，投与する．

また子どもの場合，血液中総タンパク濃度が3.0 g/dL以下になると重篤な循環不全を引き起こす危険性があるため，早期にアルブミンを投与することがある．

(2) 利尿期のケア【表4-3-6】

炎症反応と血管透過性の亢進は，受傷から48〜72時間で消退し，組織の浮腫液がリンパ系を通じて循環系に戻ってくる．そして循環血液量が増大し，大量の排尿がある．そのため，循環器系に負荷が生じて，肺うっ血や心不全を引き起こす可能性がある．

【表4-3-5】 ショック期の看護の観察ポイント

輸液管理	正確かつ確実に輸液投与されているか，指示内容（輸液内容，輸液速度など）や点滴漏れが生じていないか，輸液針刺入部の確認をする．
循環	心拍数増加，血圧低下，尿量低下（※とくに重要である），尿比重などに注意する．
呼吸	SpO_2低下，呼吸困難，呼吸音などを観察する．
熱傷創部	熱傷の程度に応じた処置を行う．処置を行う際は，清潔操作を徹底するだけではなく，子どもの疼痛コントロールも必ず行う．

【表4-3-6】 利尿期の看護の観察ポイント

循環	血圧上昇，脈圧拡大，尿量増加，尿比重の低下，心雑音など
呼吸	呼吸困難，咳嗽，分泌物増加，血性泡沫状喀痰，動脈血ガス分析データなど
熱傷創部	創部と健常皮膚の観察など．あわせて栄養状態の評価も行う．

【表 4-3-7】 感染期の看護のポイント

循環	心拍数，尿量，尿の性状
呼吸	分泌物の量と性状，動脈血ガス分析データ
栄養	腹部所見，腸蠕動の有無，総摂取エネルギー量，総タンパク・アルブミンの評価
感染	発熱，滲出液の増加，炎症反応の上昇（白血球数増加，CRP 上昇）
熱傷創部	疼痛や掻痒感の有無，滲出液の増加，皮膚の醜形，関節可動域など
精神状態	創部の痛みや治療，体動制限，入院生活など苦痛の状態にあるため，発言や行動，表情等を注意深く観察する．

(3) 感染期のケア 【表 4-3-7】

　この時期は，利尿期の終了から熱傷創が上皮化して閉鎖されるまでの数週間である．熱傷創には壊死組織が存在しており，皮膚のバリア機能が失われるため，創感染による敗血症に陥りやすい．そのため，感染対策を行いながら，いかに早期に創閉鎖を行うかが重要である．

　また，代謝・異化亢進状態にあるため，貧血や低タンパク血症などを生じやすく，栄養低下を招きやすいため，あわせて栄養管理も行う．

(4) 家族への援助と指導

　前述したように，4 歳までの子どもの熱傷の多くは自宅内で発症している．そのため，次のような対策を保護者に指導することが重要である．

- 子どもが引っ張るおそれのあるテーブルクロスを使用しない．
- 蒸気を発生する炊飯器や電気ポットは床に置かず，子どもの手の届かない，高さ 1 m 以上の場所に設置する．
- 給湯器の湯の温度を 50 度以上に設定しない．

4）虐待の可能性

　子どもの熱傷は，虐待やネグレクトに起因する場合がある．すべての症例に当てはまるわけではないが，受診の様子，家族からの話の他，身体的な所見などとあわせて，不審な点がないか注意深く観察する必要がある．

　虐待による熱傷の特徴として，次のような点があげられる．

- 受傷時期の異なる複数の熱傷創がある．
- 下肢にストッキング状の熱傷がある．
- 両下肢と臀部に熱傷がある．
- 手背から前腕にかけて手袋をはめたような熱傷がある．
- 境界線が明瞭で特徴的な形の深達性の熱傷がある．
- 背部の熱傷がある．
- 乳幼児が自分で熱傷の原因に接触することができない熱傷がある．

　「これは何か変だ！」と感じたときは，上記を踏まえて，虐待の可能性を考慮する必要がある．

4. 溺　水

1）症状の概要

　溺水とは，淡水または海水などの液体によって気道が閉塞されて起こる窒息した状態を指す．重症度は，水没していた時間によって異なり，肺損傷の程度と中枢神経系の障害（無酸素症）の程度によって決定される．

　小児期における溺水による死亡（溺死）数は多く，0～14歳までの不慮の事故による死亡原因の第2位である【表4-4-1】．2歳未満の子どもの溺水事故の約8割は自宅浴槽で発生している．浴槽における溺水は多くの場合，保護者が目を離している隙に発生している．一方で，家庭内で発生した溺水では虐待の可能性もあるため，留意が必要である．5歳以上になると，プールや戸外での溺水が多くなる．

　多くの溺水では，水没したことでパニック状態に陥り，水を誤嚥してしまうことが問題となる．誤嚥によって迷走神経反射が亢進し2～3分以内に喉頭けいれんを生じ，窒息状態になり意識が消失する．また，体温より5℃以上水温が低い水中では，徐脈・心停止が起こる浸漬症候群を生じやすくなる．その後，時間の経過とともに気道内に急速に水が流入する．

　溺水は，肺内ガス交換不全による低酸素血症と組織内の低酸素による代謝性アシドーシス，脳浮腫など，【表4-4-2】のような症状をきたす．

　このように，溺水の基本的な病態は，喉頭けいれんによる窒息に起因する低酸素血症と脳障害，呼吸不全である．さらに，低酸素状態の長時間の継続により，脳や肺以外の多臓器不全を生じることを理解することがポイントとなる．

【表4-4-1】　家庭内における主な不慮の事故の種類別にみた年齢別死亡数

死因	総数	0～4歳	5～14歳
	11,202	334	110
転倒・転落	2,122	45	17
不慮の溺死および溺水	3,205	77	19
浴槽内での溺死および溺水	2,972	54	18
浴槽への転落による溺死および溺水	86	13	―
その他の不慮の窒息	3,591	164	31
煙，火および火炎への暴露	1,282	34	28

（厚生労働省：2012年人口動態調査死亡第18表より）

【表 4-4-2】 溺水によって生じる基本的な病態

呼吸器系	低酸素による血管内皮の障害による肺水腫，急性呼吸障害
神経系	5分以上の低酸素状態の持続による脳浮腫，意識障害，けいれんなど
循環器系	不整脈，心不全など
腎・消化管	尿細管壊死，消化管出血など
低体温症	深部体温が32℃以下になると，体温の自律調節は不可能になり，徐脈，心室細動，無呼吸，瞳孔散大などの症状が現れる．
体液・電解質異常	浴槽や河川などの淡水による溺水では，肺の界面活性物質（surfactant）が破壊され，肺胞が障害される．溺水によって吸入された水が急速に肺胞から吸収されて循環血液量が増加し，血液希釈，血清ナトリウム，カルシウムなどの濃度が低下し，溶血が出現する【図 4-4-1】．

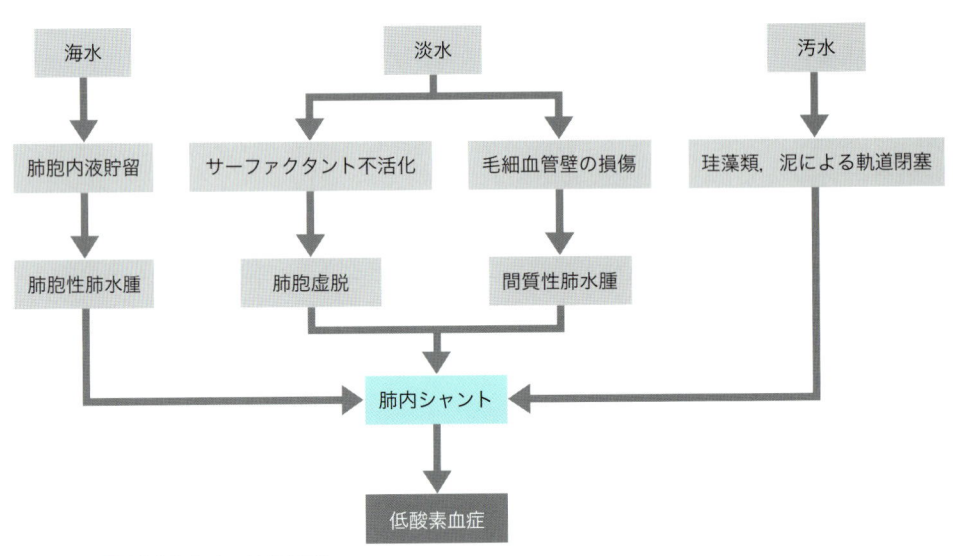

【図 4-4-1】 低酸素血症の発生機序
(Mark HB 著，福島雅典監訳：メルクマニュアル日本語版．第18版，2006．と山内教宏：溺水 綜合臨牀 Vol.37（救急辞典），pp470-472，永井書店，1988．を参考に作成)

Column 淡水と海水

淡水と海水のちがいによって溺水の病態生理は異なる．そのため以前は，それぞれ治療方針も異なり，その区別は重要とされていた．しかし，淡水と海水のちがいが影響するほどの多量の水を飲みこむことはまれであることから，現在では重要視されなくなっている．

2) アセスメントの実際

> **症例：**
> **Cくん，1歳4カ月，男児**
>
> - 母と6歳の姉の3人で入浴していた際，Cくんを浴槽内の浴槽用浮き輪に入れたまま，先に浴室を出た姉に洋服を着せていた．浴室から物音がしたため確認すると，Cくんが横に倒れるように浴槽内に転覆していた．
> - 母親はすぐに抱き上げて声をかけ，縦抱っこで背部を叩くと，鼻から水を出し，泣きだした．
> - すぐに救急車を要請し，来院となる．
> - バイタルサイン：体温36.9℃，呼吸数48回／分，心拍数144回／分，SpO$_2$ 93～94％（空気下），肩呼吸，左肺野湿性ラ音聴取，意識清明

　Cくんは意識があるため，【表4-4-3】の内容についてアセスメントと対応を行う．一方，意識がない場合は緊急を要するため，心肺蘇生の実施，頸部の固定と評価，気道確保，呼吸・循環の評価と対応を必要とする．

【表4-4-3】 意識がある場合のアセスメントと対応

- 発見された場所，発見された時の状態を確認する．
- 救急搬送中の治療内容について聴取する．
- 既往歴（てんかんの有無など）を家族に確認する．
- 身体所見では，意識レベル，深部体温，呼吸状態，心拍数，血圧などを観察する．
- 身体所見では，上記の内容とあわせて，外傷の有無（頸椎損傷や虐待を疑う所見の有無など）を観察，確認することが重要である．

Column　乾性溺水と湿性溺水

　以前は，乾性溺水と湿性溺水を区別して治療していたが，現在は全例を湿性溺水として治療している．

- 乾性溺水：溺水直後には口腔・鼻腔に水が入り，その水が気管に入らないように咳や飲みこむ反応が起こる．その結果，反射的に喉頭がけいれんを起こして声門が閉じてしまうため，窒息の状態となってしまう．このとき，気管，気管支に液体が侵入していない乾いた状態なので「乾性溺水」という．
- 湿性溺水：意識がなくなると力が抜けたようになって，声門が開き，液体が気管，気管支に侵入する．この状態を「湿性溺水」という．

3）ケアの技術と看護のポイント

　溺水に対するケアの主体は，溺水した現場から救急外来，集中治療室に至るまで一貫して，低酸素状態および虚血による臓器損傷の予防と改善である．そのため，小児一次救命処置（図2-2，p15）などの救急蘇生と蘇生後の集中治療（とくに呼吸・循環管理）が重要である．

(1) 呼吸管理

- 気道確保が困難，無呼吸，意識障害などの場合，人工呼吸管理を実施する．呼気終末陽圧（PEEP）を5〜10 cmH$_2$Oに設定し管理する．
- PaO$_2$が，100 Torr以下になるように管理する．
- PaCO$_2$が高すぎると脳浮腫を増悪させるため35〜40 Torrを目標とし，過度の換気を行わないようにする．
- SpO$_2$が94％未満であれば，酸素投与を行う．
- 救助後に呼吸状態が一時的に回復したようにみえても，後に呼吸不全をきたす場合がある（二次溺水）．軽症であっても最低6〜8時間は経過観察が必要となる．
- 喘息発作のような気管支攣縮を起こしている場合，β_2刺激薬を用いる．

(2) 循環管理

- 循環血流量低下や血圧低下に陥らないように管理する．
- 血圧は，収縮期70 mmHg＋2×年齢以上を維持するように管理する．血圧を保てない場合は，ドパミンを投与し，心収縮力増強が必要な場合はドブタミンを使用する．
- 尿量は，1 mL/kg/時以上を維持するように管理する．
- 輸液量は，脱水などの症状がなく循環動態が安定していれば，維持量の60〜80％とする．

(3) その他のケア

- 室温を上げ，体を乾かし，体温が35℃まで復温するように，電気毛布やウォーマーなどの加温用具を用いる．
- 急速に身体を温めることで血管拡張や代謝欲求の上昇が起こる．それを満たすために十分な心拍出量を維持できなくなり，低血圧や代謝性アシドーシス，組織の虚血の悪化，低温熱傷をきたすおそれがあるため，注意が必要である
- 汚水を誤嚥している場合は，抗生物質の投与を早期に開始する．とくに浴槽溺水ではレジオネラ，緑膿菌にも対処するようにする．

Column　二次溺水

　一時的に回復したように見えても，後に呼吸不全をきたす場合がある．これを二次溺水という．そのため，少しでも吸入などの治療を受ける可能性のある子どもは原則として入院とし，少なくとも24時間は注意深く観察する必要がある．

- 神経系の管理では，意識障害やけいれんなどに注意して観察する．また，脳浮腫対策として，水分制限，高浸透圧液，利尿剤を投与する．
- 身体所見や保護者の様子などを観察し，虐待の可能性も考慮する．

(4) 家族への援助と指導

看護の視点として，小さな子どものいる家庭では，
- 浴槽に残り湯をしないで，排水すること
- 浴室に入る扉の高い位置に鍵を設置すること
- 5歳以下の子どもは一人で入浴させないこと

など，さまざまな危険性を想定した予防と工夫が必要であることを家族へ指導することが大切である．

5. 誤飲・誤食

1) 症状の概要

はいはいを始めたばかりの乳児から2〜3歳までの幼児は，目にするものすべてが珍しく，口に入れてその性質を知ろうとする．そのため，想定できない物を飲み込んだり，吸い込んだりしてしまうことがある．東京都は2010（平成22）年，0〜6歳の子どもの親2,000人を対象に，乳幼児の誤飲にまつわるヒヤリ・ハット体験や危害の経験を検証するインターネット調査を行った．その結果，5,801件の事例が報告され，玩具，紙，シールなどの身の回りにある日常品や医薬品，たばこ，電池などが対象になっていることがわかった[10]．

【図4-5-1】は，5歳以下の乳幼児の誤飲・誤食による受信件数の推移である．このような時

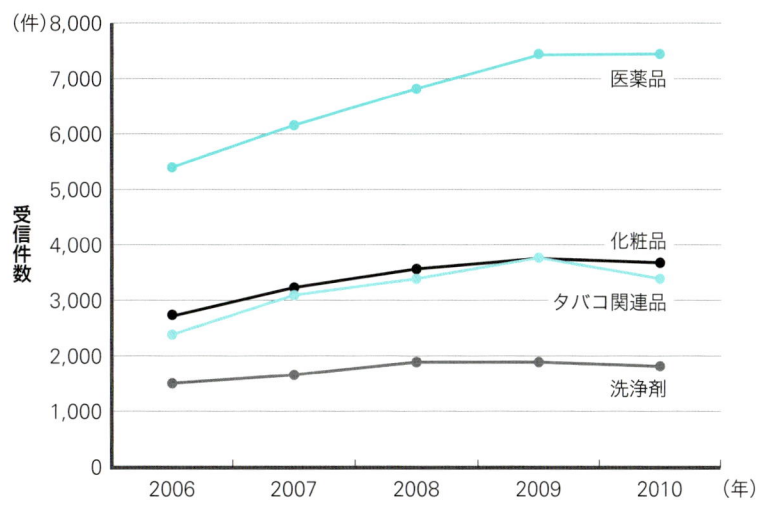

【図4-5-1】 乳幼児の誤飲・誤食による受信件数の推移
(1年間にオペレーターによる電話応答で受信したヒトの急性中毒に関するデータ．日本中毒情報センターウェブページより)

期の子どもによる誤飲・誤食は，毎年頻回に発生し，救急外来を受診する子どもが後を絶たない．ここでは，たばことボタン電池を誤飲・誤食した事例を取りあげる．

たばこの誤飲・誤食

子どもの誤飲事故の中でも，たばこによる事故が最も多く，諸外国よりも群を抜いている．ニコチンの致死量は，成人の場合40～60 mgであるが，子どもの場合10～20 mg（約たばこ1本）である．また，ニコチンの嘔吐発現量は2～5 mgである．

2) アセスメントの実際

> **症例：**
> **Dくん，2歳，男児**
>
> - Dくんの父親は喫煙者である．Dくんが喘息であり，自宅室内では喫煙できないため，ベランダにて喫煙していた．灰皿を使用せず，缶ジュースの空き缶を代わりに使用していた．
> - ある日，帰宅したDくんは，ベランダにその缶が置いてあるのを発見した．口渇感から，中の液体を飲んでしまったDくんは，それがジュースではないことに気づき，びっくりして啼泣した．
> - 近くにいた母親が泣いているDくんに気づき，そばに行って口元を見てみると茶色い液体が付いていた．母親がどうしたのかと聞くと，Dくんは缶の中身を飲んだことを伝えた．
> - 母親は，空き缶が灰皿代わりに使用されていたものと判断し，すぐに救急外来へ受診した．来院前にはとくに処置はせず，誤飲後30分以内に受診した．

(1) 症状

たばこは，誤飲・誤食後30分～4時間以内に症状が発現する【表4-5-1】．通常は，嘔吐によりたばこを吐き出すため，重篤な症状が現れることはまれである．また，たばこの浸漬液またはニコチンそのものを摂取した場合は，15分以内に症状が現れる．ニコチンが高濃度の場合は，5分以内に死亡するおそれもある．

【表 4-5-1】 たばこの誤飲・誤食による症状

主な症状		嘔気・嘔吐，下痢，めまい，頻脈，顔面蒼白，不機嫌
重篤な場合	中枢神経系	30分以内にけいれん，昏睡が起こる．また，発汗や気道分泌物増加，縮瞳，後に散瞳などが起こる．
	呼吸器系	初期には過呼吸，後に呼吸停止
	循環器系	血圧上昇，心拍数の増加，不整脈

Dくんは，無症状で来院しているが，誤飲から30分経過している．経過時間を考慮すると，嘔気や嘔吐などの症状が出現してくる可能性があるため，注意して観察する必要がある．

(2) 摂取状況
　たばこそのものを少量摂取した場合（乳幼児で2 cm程度）や食べたものの大部分を吐いたことが確認された場合，4時間経過観察し，症状がなければ問題はない．しかし，ジュースの空き缶を灰皿代わりに使用したことによるたばこの浸漬液を摂取した場合，ニコチンは1時間で50〜70％溶出するといわれており，非常に危険である．
　Dくんは，水またはジュースなどに浸かったものを摂取している．危険な状況であることから，注意して症状の有無を観察する必要がある．

(3) 摂取量
　たばこを誤飲・誤食した際に牛乳や水を飲ませると，ニコチンの吸収を促進してしまい症状が悪化することがある．そのため，水分などを飲ませずに受診することが望ましいとされている．
　母親が缶の中身を確認したところ，まだ中身が入っているのを確認している．また，Dくんは一口飲んでしまったと母親に伝えている．来院前に口の中の物を吐かせたり，水を飲ませたりするなどの処置はとくにしていない．Dくんの場合，ニコチンの摂取量は推定できないが，相当量のニコチンを摂取したものとして対応する必要がある．

(4) 子どもの状態
　ここでは，【表4-5-1】にあげた症状を的確に観察する．とくに嘔気，嘔吐の有無，顔色などに注意する必要がある．また，時間の経過とともに症状が変化する可能性があるため，細心の注意を払う．現在，Dくんは，無症状である．

3) ケアの技術と看護のポイント
(1) 基本的なケア
　中毒症状を有する場合は，【表4-5-2】のような処置を実施する．Dくんは，しばらく経過観察した後に帰宅した．

【表 4-5-2】　たばこの誤飲・誤食への具体的な処置

催吐	乳幼児の場合，吐物を気管内に吸い込むことがあるため，注意して行う．
胃洗浄	4時間以内では有効とされている．方法としては，口または鼻からチューブを入れ，内容物をすべて吸引，除去し，温めた生理食塩水を1回150〜200 mL注入し，その後洗浄，排出を繰り返す．基本的には排出された液が透明になるまで繰り返す．現在は，子どもの侵襲を考えて行われなくなっている．
拮抗剤の使用	ニコチンに対する拮抗剤はないが，副交感神経刺激作用（気道分泌物の増加，流涎，下痢など）には，硫酸アトロピンが有効とされている．
対症療法（症状に対して）	呼吸管理では，酸素療法，吸引，吸入など 循環管理では，輸液療法など

Column　たばこ誤飲・誤食の処置

　たばこの嘔吐中枢刺激作用や中毒症状により嘔吐することが多いため，催吐は不要といわれている．また，初期よりけいれんを生じることもあるため，現在では催吐を行わないほうが望ましいとする治療方針となっている施設が多い．水分を摂取し，胃内を希釈する方法もあったが，嘔吐で飲めない場合が多いこと，かえって胃内での溶出を促進する危険性があることから，現在は推奨されていない．

　胃洗浄等については，重症度と誤食後の経過時間をもとに考慮する（急性中毒の一般的治療に準ずる）．強制酸性利尿が有効ともいわれているが，ニコチンは代謝が早く，尿中に排泄されるため施行しない施設が多い．欧米ではmecamylamineというニコチンの拮抗薬が使用されている．ただし，経口製剤であるため，嘔吐している間は投与できない．

(2) 家族への援助と指導

　一度誤飲事故を起こした家庭は，2，3度繰り返し起こすことが少なくない．ここで大切なことは，灰皿の使用と片づけ補完を徹底的に指導することである．

　また，とくに5歳未満の子どもがいる家庭には，たばこの誤飲に関する事故の多さを伝えることも大切である．2002（平成14）年度の厚生労働省からの報告によると，たばこを誤飲した年齢は6〜11カ月がもっとも多く，次いで12〜17カ月である．1歳前後の乳幼児に集中し，この時期を経過すると，年齢とともに減少傾向になる[11]．

　子どもが5歳未満の時期は，
- たばこや灰皿を子どもの手の届く床の上やテーブルの上などに放置しないこと
- 飲料の空き缶を灰皿に使用しないこと

など，その取り扱いや置き場所に細心の注意を払う必要性を家族に再三指導することが大切である．

ボタン電池の誤飲・誤食

　ボタン電池は，カメラや玩具などに広く使用されており，その種類もアルカリマンガン電池，水銀電池，リチウム電池などさまざまである．とくに，放電能力が高いリチウム電池は，食道などの消化管に停滞することで組織障害を起こす危険性が高く，しかも30分から1時間という短時間で重篤な障害を生じる恐れがある．

4）アセスメントの実際

> 📎 症例：
>
> **Eちゃん，1歳，女児**
>
> - Eちゃんは電池で起動する犬の玩具で遊んでいた．突然，犬が動かなくなってしまい，Eちゃんは啼泣．泣いているEちゃんに気づいた母親が玩具を確認すると，電池がきれていることがわかった．
> - すぐに新しい電池と交換するため，その場で2個電池を抜き，床に置いていた．
> - 母親は新しい電池を棚から取り出し，もとの場所に戻ると，床に置いてあった電池がないことに気づいた．Eちゃんの手に1つあるが，もう1つがない状況から，口の中に電池を入れてしまったと判断した．
> - すぐに近くの病院へ受診した．受診までの時間は30〜60分，家庭ではとくに処置はしていない．

(1) 症状

食道内に停滞する場合には，早期に化学熱傷をきたす恐れがある．もし1カ所に長時間停滞した場合には放電により組織腐食をきたし，また，電池が消化管内で崩壊した場合には漏れ出したアルカリによって潰瘍，消化管穿孔をきたすことがある．水銀電池の場合には，水銀中毒の恐れも考慮しなくてはならない．

Eちゃんは無症状で来院したが，報告されている電池誤飲事故の経過には，嘔吐，下痢，腹痛，咳，発疹などの症状が発現することがある．そのため，注意して観察する必要がある．

(2) 経路

経路について母親からの情報収集を行い，飲んだのか，耳や鼻に入れたのか，経路を正確に把握する．Eちゃんは，おそらく飲み込んだと考えられる．

(3) 電池の種類

電池を誤飲したことが確実な場合は，電池の種類を確認する【表4-5-3】．基本的には受診時

【表4-5-3】 記号による電池種類の判定

記号	種類
LR	アルカリマンガン電池
MRまたはNR	水銀電池
SR	酸化銀電池
BRまたはCR	リチウム電池

に同種の電池を医療機関に持参するか，種類を報告するようにすすめる．未使用の水銀電池の場合には崩壊が早いといわれている．

今回の事例では，Eちゃんが飲んだと思われる電池と同種のものを持参していた．LRと記載されたボタン電池であり，アルカリマンガン電池を誤飲した可能性が高いと考えられる．

5）ケアの技術と看護のポイント

(1) 基本的なケア

電池の誤飲があった際には，【表4-5-4】のような処置を実施する．

Eちゃんの場合，X線検査で確認すると，【図4-5-3】の写真のように胃内に異物を確認できた．腹痛や腹膜炎症状を呈していないため，いったん帰宅し，経過観察とした．後日，Eちゃんの親より連絡があり，排便とともに電池を確認したとのことであった．

(2) 家族への援助と指導

電池の誤飲事故は1～2歳の子どもに多い．そして，誤飲する電池の大半はボタン電池である．今回の事例のようにならないためには，
- 保護者は電池を子どもの手の届くところに置かないこと
- 電池の出し入れ口のふたが壊れていないか確認すること

【表4-5-4】 電池を誤飲した際の処置

- X線撮影により電池の位置を確認する．
- 食道内にあれば，バルーンカテーテルやマグネットカテーテル（先に磁石がついたチューブを口から胃の中に入れて，電池をその磁石に吸着させて取り出す【図4-5-2】．その際，内視鏡を用いて摘出を確認する．
- 胃内にあれば，磁石で摘出を試みてもよい．
- 胃内または腸管内にある場合は，通常の食事をとり，下剤を投与して自然排便を促す．排出まで24時間ごとにX線検査と観便を行い，全身状態と腹痛の有無を確認する．
- 腹痛や腹膜炎症状が発現した場合は，外科的処置を行う．
- 1カ所に8時間以上停滞した場合は，入院により経過観察し，外科的処置を考慮する．

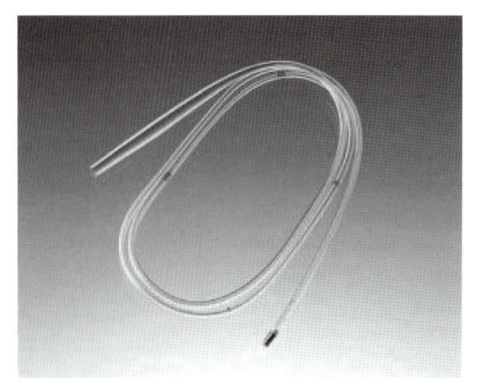

【図4-5-2】 マグネットカテーテル

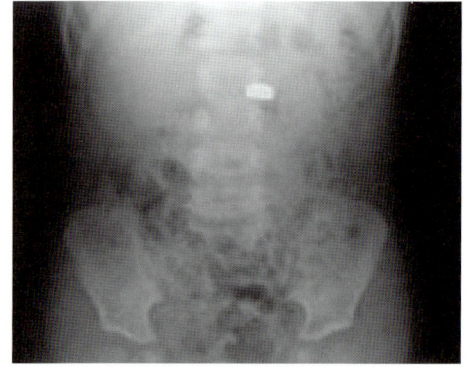

【図4-5-3】 X線写真

- 放電しきっていない電池は，子どもの目や手の届かない場所に保管することなどの配慮が必要である．

そして，看護師は上記の内容を情報提供するとともに，家族が罪悪感に苛まれないように，家族への精神的ケアも子どもの身体的ケアと同時に行うことが必要である．

6. 呼吸苦

1）症状の概要

乳児および乳幼児の呼吸窮迫・呼吸不全は急速に呼吸停止へと進行し，結果として心停止に至る可能性がある．看護師は，子どもの訴えや症状から，早期に呼吸窮迫・呼吸不全を認識し，迅速かつ適切な介入を行うことが求められる．ここでは，まず子どもの呼吸器系の解剖生理学的特徴を踏まえたうえで，「呼吸窮迫」と「呼吸不全」の違いを述べる．

子どもの呼吸器系の解剖生理学的特徴を【表4-6-1】にあげる．

また，「preoxygenationと無呼吸許容時間に関する研究」[12]では，十分な前酸素化（preoxygenation）後の成人と体重10 kgの子ども，肥満成人の無呼吸許容時間を比較した結果，成人が7～8分に対して，子どもは3分程度と許容時間が短かったことが報告されている．

これらの特徴から，子どもは成人に比べ呼吸苦が直ちに重症化しやすいことを踏まえ，的確な介入を迅速に行う必要がある．

【表4-6-1】 子どもの呼吸器系の解剖生理学的特徴

- 相対的に頭部が大きく，後頭部が突出している：仰臥位では，気道は扁平になり，閉塞傾向になる．
- 口腔内容積に対して舌容積が相対的に大きい：舌根沈下しやすい状態である．
- 6カ月未満の乳児は鼻呼吸が主体であり，口呼吸は生後6カ月以降に始まる：乳児の鼻汁などによる鼻閉は重大な気道閉塞の原因になる．
- 乳幼児の喉頭蓋は長く，U字型をしており，声門を通り抜け，気管のほうまで下がる場合がある．
- 気管軟骨が柔らかい：頭部を後屈しすぎると，気道閉塞を起こす．
- 乳幼児の上気道でもっとも狭い部位は輪状軟骨部である．
- 子どもの気管は細く，短い．
- 乳幼児は横隔膜が主たる吸気筋であり，呼吸筋（肋間筋）の発達は未熟である：腹式呼吸が主体であり，腹部膨満など腹腔内圧が上がるような状況では，横隔膜の動きが制限され低換気に陥りやすい．
- 年齢が低いほど酸素消費量が多いのに対し，乳幼児は絶対的・相対的肺胞面積が小さい：呼吸の予備能力が少ないため，呼吸障害時は十分な酸素投与が必要になる．
- 横隔膜や胸郭の構造上，機能的残気量が少ない：酸素の取り込み効率が悪い．

2）アセスメントの実際

> **症例：**
> **Fくん，4歳2カ月，男児**
>
> - 21時頃，「息苦しい」を主訴に来院．肩呼吸している．
> - 昨日より37℃前半の微熱があったが，活気良好であったため，普段通りに登園した．
> - 夕方より咳嗽がみられるようになり，20時頃からゼイゼイしてきた．
> - 通っている保育所では，RSウイルスによる感染症が蔓延している．
> - バイタルサイン：体温38.0℃，呼吸数40回/分，心拍数142回/分，SpO_2 92〜93%（空気下）
> - 既往に気管支喘息があり，定期外来受診をしている．

「息苦しい」と自分の意思を伝えることができることから，意識清明である．しかし，明らかな努力呼吸がみられ，頻呼吸，頻脈であることから，「呼吸窮迫」の状態であると考えられる．さらに，既往に気管支喘息があること，RSウイルスが流行していることから，感冒症状を契機とした喘息発作が起こっていることも推察される．

Fくんは，SpO_2が90%以下ではないため，気管挿管は必要ないと考えられるが，呼吸窮迫の状態のため早急に介入を必要とする．Fくんは既往に気管支喘息を有していることから，【表4-6-2】の判定基準を参考にすると「中等度」であることがわかる．そして，【表4-6-3】の小児喘息に対する治療より，まずは「酸素投与」と「吸入」が必要であると考えられる．

3）ケアの技術と看護のポイント

SpO_2が94%未満の場合には，低酸素血症と判断し，酸素投与を考慮する必要がある．なお，SpO_2が90%以下の場合には，気管挿管にて対応する．

(1) 酸素投与

FくんのSpO_2は92〜93%であることから，95%以上を維持できるように酸素投与を行う．その際，子どもの年齢や体格を考慮し，適切なデバイス【表3-4】(p37) を選択する．また，子どもが嫌がらないように，酸素投与する必要性を説明し，実際使用する器具を用いたプレパレーション（説明による心の準備）を必ず行うようにする．そうすることで，子どもの恐怖心や不安な感情を軽減でき，効果的な治療に移行することができる．

(2) 吸入

Fくんは「中等度」であることから，β_2刺激薬吸入をネブライザーで吸入させる．使用量は子どもの体格や発作強度，吸入効率などを考慮し，生理食塩水（2mL），またはクロモグリク酸ナトリウム（DSCG）吸入液（1アンプル2mL）に，乳幼児では0.1〜0.3 mL，学童以上では0.3〜0.5 mL程度とする．

【表 4-6-2】 小児気管支喘息の発作強度の判定基準

		小発作	中発作	大発作	呼吸不全
呼吸の状態	喘鳴	軽度	明らか	著明	減少または消失
	陥没呼吸	なし〜軽度	明らか	著明	著明
	呼気延長	なし	あり	明らか	著明
	起坐呼吸	横になれる	座位を好む	前かがみになる	
	チアノーゼ	なし	なし	可能性あり	顕著
	呼吸数	軽度増加	増加	増加	不定
覚醒時における小児の正常呼吸数の目安		＜2カ月 ＜60/分 1〜5歳 ＜40/分		2〜12カ月 ＜50/分 6〜8歳 ＜30/分	
呼吸困難感	安静時	なし	あり	著明	著明
	歩行時	急ぐと苦しい	歩行時著明	歩行困難	歩行不能
生活の状態	話し方	一文区切り	句で区切る	一語区切り	不能
	食事の仕方	ほぼ普通	やや困難	困難	不能
	睡眠	眠れる	時々目を覚ます	障害される	
意識障害	興奮状況	正	やや興奮	興奮	錯乱
	意識低下	なし	なし	ややあり	あり
PEF	（吸入前）	＞60%	30〜60%	＜30%	測定不能
	（吸入後）	＞80%	50〜80%	＜50%	測定不能
SpO_2（空気下）		≧96%	92〜95%	≦91%	＜91%
$PaCO_2$		＜41 mmHg	＜41 mmHg	41〜60 mmHg	＞60 mmHg

（濱崎雄平, 他監修：小児気管支喘息治療・管理ガイドライン 2012. p20, 協和企画, 2012.）

【表 4-6-3】 医療機関での喘息発作に対する薬物療法プラン（2〜15歳）

発作型	小発作	中発作	大発作	呼吸不全
初期治療	$β_2$刺激薬吸入	酸素投与 （SpO_2≧95% が目安） $β_2$刺激薬吸入反復	入院 酸素投与・輸液 $β_2$刺激薬吸入反復 または イソプロテレノール持続吸入 ステロイド薬全身投与 アミノフィリン持続点滴	入院（意識障害があれば人工呼吸管理） 酸素投与・輸液 イソプロテレノール持続吸入 ステロイド薬全身投与 アミノフィリン持続点滴
追加治療	$β_2$刺激薬吸入反復	ステロイド薬全身投与 アミノフィリン点滴静注および持続点滴 入院治療考慮	イソプロテレノール持続吸入（増量） 人工呼吸管理	イソプロテレノール持続吸入（増量） 人工呼吸管理 アシドーシス補正 （下記考慮） 麻酔薬

（濱崎雄平, 他・監修：小児気管支喘息治療・管理ガイドライン 2012. p94, 協和企画, 2012.）

吸入後15～30分で効果を判定するが，改善が不十分であれば20～30分ごとに3回まで反復することができる．反復する必要がある場合には追加治療の開始を考慮する．追加治療としては，全身性ステロイド薬の投与や，アミノフィリン点滴の静注，持続点滴がある．ただし，アミノフィリン持続点滴はけいれんなどの副作用の発現に注意が必要である．

(3) 家族への援助と指導

Fくんには，気管支喘息の既往があるため，直ちに医療機関を受診する必要がある「強い発作のサイン」を説明する．また，子どもの動作，会話，顔色，日常生活，食欲，睡眠などから発作強度を見分けられるようになることが望ましく，とくに喘鳴の強弱だけでは発作強度は不明な場合があることを十分に説明し，症状を普段から観察するように伝える必要がある．

発作時に使用する頓用薬について，薬効や持続時間，使用間隔，具体的な使用法を説明し，とくに吸入薬による定期治療を受けていない子どもに対しては，実技を交えた吸入の指導を適切に行っておく必要がある．

本事例のFくんは，吸入を3回行い症状が改善したため，帰宅となった．その際，自宅での観察ポイントや使用する内服薬，吸入薬について指導を行っている．

(4) 呼吸苦に対する適切な判断

子どもの4～6％に喘息発作の経験があるほど気管支喘息はよくみられる疾患である．近年の治療技術の向上により予防治療法が標準化され，喘息をもちながらも良好なADLを維持することが可能になった．また，発作時にステロイド静注剤を使用することで，入院に至らない事例も増加してきた．しかし一方で，患者数は増加し，呼吸窮迫，呼吸不全などの呼吸困難による死亡は多く，急性期における重要な疾患の1つであることに変わりはない．そのため，必要最低限の情報で早期に「病態」を見極める能力とともに，的確な介入ができるように「判断」する能力を養っていく必要がある．

7. 低血糖

1）症状の概要

低血糖は，血糖値が異常に低下した状態である．したがって，血糖値により低血糖確実例あるいは低血糖疑い例を診断する．【表4-7-1】に慣習的に用いられている低血糖確実例の診断基準を，また，【表4-7-2】に慣習的に用いられている低血糖疑い例の診断基準値を示す．横田は，低血糖症は，成人または年長児では40 mg/dL以下，正常満期産児では30 mg/dL以下，早産児，低出生体重児では20 mg/dL以下を指し，小児期に低血糖を起こす疾患としては，ケトン性低血糖症が最も多いと述べている[13]．

低血糖確実例であり，かつ低血糖による臨床症状を認める場合，低血糖症と診断する【表4-7-3】．低血糖症の臨床症状としては，交感神経刺激症状である発汗，動悸などと，中枢神経機能低下症状である思考力低下，動作緩慢，けいれんなどの2つに大別される．臨床症状の経過

としては，冷汗，顔面蒼白，無気力，不安感から，やがて意識障害，けいれん，昏睡へと進行していく．ただし，新生児期の症状は非特異的であり，低体温，無呼吸，多呼吸，チアノーゼ，異常啼泣，嗜眠，筋緊張低下などさまざまである【表4-7-4】．

【表4-7-1】 低血糖確実例診断基準

	血糖値（mg/dL）
成人	≦60
乳幼児期以降小児	≦40
新生児	≦30

（長谷川奉延，他：高インスリン血性低血糖症の診断と治療ガイドライン．日本小児科学会雑誌，110（10）：1472，2006．）

【表4-7-2】 低血糖疑い例診断基準

	血糖値（mg/dL）
乳児期以降小児	≦45
新生児	≦45
低出生体重児	≦45

（長谷川奉延，他：高インスリン血性低血糖症の診断と治療ガイドライン．日本小児科学会雑誌，110（10）：1472，2006．）

【表4-7-3】 低血糖症の診断1

- 低血糖（確実）かつ以下の臨床症状（＋）
- 交感神経刺激症状
- 中枢神経機能低下症状（新生児期　非特異的）

（長谷川奉延，他：高インスリン血性低血糖症の診断と治療ガイドライン．日本小児科学会雑誌，110（10）：1472，2006．）

【表4-7-4】 新生児の低血糖症

- 新生児期における低血糖症は，治療が適切でないほど神経学的予後に影響をもたらす．また，無症候性の場合，放置すると影響を残すことがある．したがって，すべての低血糖症が治療を要する．
- 新生児の血糖は，生後2〜4時間で最低値をとる．低血糖治療による改善後も，最低48〜72時間の血糖値チェックを必要とする．

症状	無呼吸，多呼吸，チアノーゼ，異常呼吸，不活発，嗜眠，低体温，筋緊張低下，振戦，けいれん，徐脈
診断	血糖値45 mg/dL以下を低血糖症と定義し，45 mg/dL以上を維持できるように管理する．ただし，生後3〜4時間以内は，一過性に25〜45 mg/dL程度の血糖値を呈することが少なくない．
治療開始の目安	成熟児，未熟児の区別なく，45 mg/dL（全血）以下

（新生児医療連絡会編：NICUマニュアル．第5版，pp366-367，金原出版，2007．を参考に作成）

また，臨床的には低血糖疑い例であり，かつ低血糖によると考えられる臨床症状を認めるときは，グルコース投与による臨床症状を改善してから，低血糖症と診断する【表4-7-5】．

子どもの主な低血糖症に関する分類を【表4-7-6】に示す．

【表4-7-5】 低血糖症の診断2

低血糖（疑い）かつ臨床症状（＋） ＋ グルコース投与による臨床症状改善

（長谷川奉延，他：高インスリン血性低血糖症の診断と治療ガイドライン．日本小児科学会雑誌，110（10）：1472，2006．）

【表4-7-6】 小児期の主な低血糖症

ケトン体増加なし	ケトン体増加あり
インスリン過剰分泌 脂肪酸代謝異常症	ケトン性低血糖症 ・内分泌異常 ・汎下垂体機能低下症 ・GH単独欠損症 ・ACTH欠損症 ・Addison病 酵素欠損症 ・糖原病 ・ガラストース血症 ・果糖不耐症 ・Fructose-1.6-diphosphatase欠損症 ・その他

2）アセスメントの実際

症例：
Gちゃん，1歳4カ月，女児

- 倦怠感，下痢，嘔吐を主訴に来院する．
- 水分を欲しがるが，摂取するとすぐに吐いてしまう．
- 前夜より尿量が少ない．
- バイタルサイン：体温36.9℃，呼吸数30回/分，心拍数120回/分，血糖値（簡易測定）49 mg/dL
- 意識はあるが，倦怠感がありぐったりした様子である．
- 既往に特記事項なし

	一昨日	昨日	本日
下　痢	水様便2回	水様便6回	水様便2回
嘔　吐	嘔吐1回	嘔吐2回	嘔吐4回

　Gちゃんに呼吸努力はなく，皮膚色をはじめとする循環は保たれているため，引き続き経過観察する必要がある．バイタルサインは正常範囲内であるが，頻回の嘔吐と下痢，経口摂取不良との情報から，低血糖症を疑い，簡易血糖測定を行ったところ，低値であった．その後，尿検査を行うと，尿ケトン体（3＋）であった．血液データは，GOT 48，GPT 19，WBC 7,600，CRP 0.2．また，便ロタウイルス（－）　アデノウイルス（－）であった．
　以上の情報から，「急性胃腸炎」「脱水」「低血糖」「ケトン性低血糖症」であるとアセスメントできる．

Column　ケトン性低血糖症

　ケトン性低血糖症は，2～8歳のやせ型で神経質な子どもが，感冒や精神的ストレスにより食事を摂取できなくなることで発症する病態である．女児よりも男児に多いことが特徴である．
　食事からの糖の補給がなくなることにより，低血糖とケトーシスをきたして元気がなくなり嘔吐を発症する．食事からの糖の補給がないと，肝臓に貯蔵されているグリコーゲンは，ブドウ糖に変換されて使用されるが，その代償機能は数時間しか維持できず，すぐにグリコーゲンは枯渇してしまう．そこで，筋肉タンパク質（糖原性アミノ酸）が動員され分解されてアラニンとなり，さらにピルビン酸を経てブドウ糖に分解され，低血糖防止のための調節機能が働く．一方で，空腹時にはグルカゴン，絶食時には副腎皮質刺激ホルモン（ACTH）により脂肪が分解され，脂肪酸とグリセリンになる．脂肪酸は，肝臓でケトン体（アセト酢酸と3-ヒドロオキシ酪酸）に変換され，筋肉や脳でのエネルギー源として使用される．低血糖や血中のケトン体の増加は，本症に認められる症状の原因となる．
　症状としては，低血糖や血中のケトン体の増加により，悪心や嘔吐，脱力感，全身倦怠感，無表情，会話の停滞，集中力減退，速脈，顔面蒼白，歩行障害，嗜眠，意識混濁などがみられる．上気道感染罹患時や精神的緊張状態が続いて，食事が十分とれないことが引き金となることが多い．
　診断は，臨床症状と尿中ケトン体の測定により本症を疑う．年齢，髄膜刺激症状がみられないこと，生来の神経質な体質とやせがみられたこと，発症直前にストレスや上気道感染がみられることなども診断の一因となる．
　本症は，しばしば繰り返すため，親が正しく診断できるようになっていることが少なくない．また小林は，ケトン性低血糖症は，アセトン血性嘔吐症※が早期治療されなかった場合の終着駅のような病態であると述べている[14]．

　※アセトン血性嘔吐症：嘔吐（1日数回～十数回），腹痛，食欲不振等を訴え，顔色不良（顔面蒼白）になり，活気がなくなるなどの症状が現れる．2～6歳の子どもに多くみられる．尿検査において，尿中ケトン体が強陽性を示す．アセトン血性嘔吐症は周期性嘔吐症・自家中毒症等とも呼ばれている．

3）ケアの技術と看護のポイント

　嘔吐は，適切な診断と数日間の補液により改善するが，数日間の入院治療が原則となる．標準治療例として，嘔吐発作が治まるまでは安静にして経口摂取を禁止する．失われた水分と電解質を輸液で補充して末梢循環を改善させるとともに，ブドウ糖を補給して細胞代謝を改善させ，ケトーシスを補正する．はじめにソリタ®-T1号による急速輸液を行い，利尿後，ソリタ®-T3号による緩速均等輸液に移行する．

　周期性ACTH-ADH放出症候群は，重症のアセトン血性嘔吐症と極めて類似している病態である．抗けいれん薬・抗不安薬であるフェニトイン®，ジアゼパム®，バルプロ酸®，抗うつ作用のあるイミプラミン®，抗セロトニン受容体拮抗薬であるオンダンセトロン®やクロルプロマジン®などが嘔吐発作回数の減少や発作軽減に有効とされている．通常のアセトン血性嘔吐症やケトン性低血糖症にはこれらの薬剤の投与は不要とされている．

（1）急速輸液

　ソリタ®-T1号を幼児1時間あたり200 mL，学童1時間あたり300 mLの速度で2～3時間，合計500～1,000 mLを利尿がみられるまで輸液する．看護としては，初回排尿がいつ，どれくらいの量があったかなどが，重要な観察ポイントとなっている．また，急速輸液中は，点滴漏れしていないかなど，刺入部の皮膚状態の観察を適宜行い，重大な皮膚トラブルを起こさないように，確実に固定するようにする．

（2）緩速均等輸液

　利尿後，血清ナトリウム値が130 mEq/L以下ならばソリタ®-T1号で，130 mEq/L以上ならT2号とし，24時間経過したらT3号またはT3号Gで維持輸液を行う．通常は48時間以上の輸液を必要とし，嘔吐や悪心がなくなり，尿中ケトン体が陰性となり，経口摂取が可能となったら輸液療法を終了する．

　嘔吐がなくなり，食事摂取できるようになり，尿中ケトン体が陰性になれば退院することができる．

（3）退院後の留意点

　胃腸炎や上気道炎によるケトン性低血糖症ではない場合，小学校中学年になるまではストレ

Column　周期性ACTH-ADH放出症候群

　周期性ACTH-ADH放出症候群の症状として，①頻回の嘔吐，②高血圧，③精神的なうつ状態の3つがある．臨床症状と発現頻度としては，この3症状の他，自律神経症状，紅斑，流涎過多，発汗，気道分泌過多，掻痒などがある．特徴的な検査所見として，ACTH上昇，ADH上昇，血中アドレナリンとノルアドレナリンの上昇，血中ドーパミン低下，低Na血症（＜135 mEq/L），脳波異常，頭部CT異常（くも膜下腔拡大）が報告されている．

スなどにより発作を繰り返す可能性が高いとされている．しかし，それ以降は筋肉量が多くなるとともに，体重あたりのブドウ糖必要量が低下すると推定され，嘔吐発作が起こりにくくなる．

(4) 家族への援助と指導

家族の精神面を支持しながら，低血糖を起こさせないようにこまめに糖分を与えるなどの注意が必要であることを指導する．

8. 熱性けいれん

1) 症状の概要

けいれんとは，脳内における異常な電気的興奮による筋肉の収縮・弛緩などが発作的で不随的に起こる状態である．けいれんが続くと，グルコースと酸素の供給不足になり生命の危機を招き，後遺症を残すこともある．

子どもの約10％がけいれんを経験するといわれ，生涯でもっともけいれんを起こす頻度が高い時期である．子どもは，脳内のシナプスや体内の水分量が多く脳の異常な興奮が広がりやすいこと，異常な興奮を抑えるための機能が未熟であることなどが要因ではないかと考えられている．

けいれんの種類としては，突然，体幹と四肢がつっぱり，眼球が固定し，意識消失もみられる強直性けいれんや，全身や手足を伸縮し口角や顔面をピクつかせる間代性けいれんなどがある．けいれんの原因は多岐にわたり，年齢によっても原因の頻度が異なる【表4-8-1】．ここで

【表4-8-1】 けいれんの原因

		脳性	脳外性
有熱性	新生児期	髄膜炎	
	乳児期	脳・髄膜炎，急性脳症（ライ症候群）	熱性けいれん，脱水，中毒
	幼児期	脳・髄膜炎	熱性けいれん
	学童期	脳・髄膜炎	熱射病
無熱性	新生児期	無酸素脳症，敗血症	低カルシウム血症，先天性代謝異常（メープルシロップ尿症）（高グリシン血症）
	乳児期	てんかん（とくに点頭てんかん）	低カルシウム血症，低血糖，先天性代謝異常，泣き入りひきつけ
	幼児期	てんかん，脳腫瘍	泣き入りひきつけ，代謝異常
	学童期	てんかん，脳腫瘍	ヒステリー

（木口チヨ，他：イラスト小児対症ケア．pp302-303，文光堂，1990．を参考に作成）

は，乳幼児期に最も多い熱性けいれんについて述べる．

熱性けいれんは，体温38℃以上の発熱を伴い，乳幼児期に生じる発作性疾患であり，中枢神経感染症，代謝異常，その他明らかな発作の原因疾患のないものと定義されている[15]．有病率は，保健所での乳幼児健診や小学校での学童検診では7～8％であり，欧米では子ども人口の2～5％といわれている．

2）アセスメントの実際

> **症例：**
>
> **Hちゃん，2歳，女児**
>
> - 昼頃，保育所より，体温37.5℃あり，少し体熱感があるが，元気なのでそのまま様子をみますとの電話がある．
> - 夕方，自宅に帰ると，やや元気はないものの，いつもと変わりなくすごしていた．
> - 21時頃，就寝してすぐ突然うなり声をあげ，四肢を震わせ，眼球が上転してけいれんしていた．
> - けいれんの時間は，約1分程度．母親は慌てて救急車を要請し，受診となる．
> - バイタルサイン：体温39.1℃，呼吸数34回/分，心拍数190～200回/分，$SpO_2$100％（酸素投与下）
> - 1歳のときにけいれんの既往あり，兄にも熱性けいれんの既往がある．
> - 来院時は開眼し，母親の呼びかけに反応しているものの，声は小さい．

最初に母親から，どのようなけいれんであったかを情報収集する．情報収集するポイントは，次のとおりである．
- けいれんの型（全身・部分，左右差，筋緊張）：「どのような動きでしたか」
- けいれんの時間：「どれくらいけいれんは続いていましたか」
- 神経症状（眼球，意識など）：「目はどのような方向を見ていましたか」
- 全身状態（チアノーゼ，呼吸状態など）：「唇の色はどうでしたか」

有熱性けいれんのすべてが単純性熱性けいれんではなく，基礎疾患を有する場合やけいれん持続時間15分以上，24時間以内に2回以上のけいれん，もしくは意識レベルが低いときなどは，複雑性熱性けいれんを疑う．また，けいれんが30分以上持続すると，中枢神経系における酸素不足，全身の代謝変動が起こり，神経細胞が不可逆的障害を生じ，生命予後に影響を及ぼす可能性が高くなる．このように，けいれんが30分以上持続している状態をけいれん重積という．この状態のときは，直ちに治療を開始しなければならない．

初回熱性けいれんを経験した子どもの再発率は25～50％であり，再発の時期は初回発作後1年以内が約70％を占めている．また，きょうだいや両親がともに既往を有する場合，熱性けいれんの発症の危険率は40～80％といわれている[16]．そのため，家族歴，既往歴を聴取することが大切である．

3）ケアの技術と看護のポイント

(1) 基本的なケア

けいれん重責など，けいれんが持続している場合は，次のような処置を行う．

a. 呼吸・循環の維持

（例）Hちゃんは夕食を摂取していることから，嘔吐に注意し，呼吸状態を観察し，誤嚥を防止するために，側臥位にするなど体位を整える

b. けいれんの抑制

（例）薬物（ジアゼパム®など）の投与により消失させる．

c. 原因の検索

（例）血液検査や脳波，MRIなどで検査する．

(2) 家族への援助と指導

Gちゃんは，家族歴や既往歴より熱性けいれんを起こしやすいことから，けいれんによる脳へのダメージの危険性や再発時の対応，薬物の使用方法など，母親に対してけいれん予防に関する指導を行う必要がある．ただし，けいれん発作時は家族の動揺が大きいため，精神的な配慮をして落ち着いてから指導することが重要になる．

Column　熱性けいれんの予防

熱性けいれんは，発熱24時間以内に多くみられるため，発熱しはじめに次のような対処が必要である．

- 安静
- 冷罨法（発熱24時間以内なら解熱剤を6〜8時間間隔で服用してもよいが，けいれんを抑える効果はない）
- ダイアップ®などのけいれん予防薬の使用

多くの熱性けいれんは一生に1回で終わるが，発熱時にけいれんを予防する坐薬（ジアゼパム（ダイアップ®坐薬））を使用することがある．37.5℃程度のときにダイアップ®坐薬を使用し，8時間後に発熱が続いている場合には再度投与する．さらに24時間後に再度投与することもある．ダイアップ®坐薬の使用により，再発は約1/3程度まで低下すると報告されている．

この予防法は，2年間，または4〜5歳までの使用を目標としている．なお，ダイアップ®使用後は，ふらつき，興奮，眠気などの有害反応がみられるため，転倒転落に注意が必要である．

9. 嘔吐・下痢

1）症状の概要

　ここでは，乳幼児嘔吐下痢症について述べる．乳幼児嘔吐下痢症は，ウイルスや細菌の腸管感染により，嘔吐・下痢などを起こす疾患である．病原体または病原体の産生する毒素が，腸管分泌を促進させ水様性下痢を起こしたり，腸管粘膜を障害したりすることで，水分の再吸収障害による下痢・粘血便といった症状を呈する．冬季から春先にかけて多発し，その大半がウイルス性の感染性胃腸炎である．典型例では，嘔吐に続き，酸性臭を伴う白色水様便が出現し，1週間程度で症状が消失する．乳幼児では，腸管外感染症（気管支炎や尿路感染など）や食物アレルギーなどでも嘔吐・下痢を生じることがあるため，しっかり鑑別することが重要である．

　病因・増悪因子としては，ロタウイルス，ノロウイルスが代表的であるが，腸管アデノウイルスやその他のウイルスも原因となりうる．主に人から人への糞口感染をするが，ウイルスで汚染された食品を介した食中毒により集団発生することもある．一般に1～3日間の潜伏期間を経て発症する．感染者は，発症から1週間程度，糞便中にウイルスを排出し感染源となるため注意が必要である．

　ノロウイルスは10月から翌年1月に，ロタウイルスは1月から3月に流行がみられる．腸管アデノウイルスは1年を通じて散発するといわれている．好発年齢は6カ月から2歳であり重症化しやすいが，大人を含めてどの年齢でも発症しうるため，家族内や施設内での流行の有無については，常に気を配る必要がある．

　症状としては，主に嘔吐，下痢，発熱，脱水症である【表4-9-1】．

　合併症として，けいれんや腸重積などがある．けいれんはロタウイルスによるものが多く，無熱性または有熱性にけいれんを合併することがある．特徴として，けいれんがない間は意識清明で，けいれん1回の持続時間は数分と短く，群発傾向がある．通常は一過性で再発することは少ない．腸重積では，間欠的腹痛（乳幼児では不機嫌），イチゴゼリー状血便，嘔吐の3大症状がある．嘔吐消失後に再度嘔吐が出現した場合は注意が必要である．

【表 4-9-1】 ウイルスの腸管感染による症状

嘔吐	下痢に先行してみられることが多く，通常数時間から2日程度で軽快する．
下痢	便性は泥状便ないし水様便で，黄白色となり独特の酸性臭を伴う．排便回数は1日十数回に及ぶこともある．全身状態が改善した後も，1～2週間程度下痢が蔓延することがある．
発熱	感染者の半数ほどでみられ，乳幼児期ほど発熱する頻度が高い．微熱から高熱まで程度はさまざまだが，通常は一過性であり，1～3日で解熱する．
脱水	口腔内の乾燥，皮膚のツルゴール低下，尿量低下，活気不良，頻脈などがみられることがある．重症例では，循環不全や頻呼吸，意識障害・不穏などの中枢神経症状を起こすことがある．経口・経静脈的に水分・電解質の補充が必要となる．

※その他，血液や粘液などを伴う下痢，強い腹痛，持続する発熱を伴う場合は，細菌性胃腸炎を疑う．

2) アセスメントの実際

> **症例：**
> **Iちゃん，1歳1カ月，女児**
>
> - 意識状態清明であるが，不機嫌である．
> - 水分を積極的に促しているものの，なかなか進まず，昨日より食欲が低下している．
> - 皮膚はやや乾燥している．
> - 腹部平坦であるが，本日は嘔吐1回，下痢6回程度．昨日は嘔吐3回，下痢5回程度，白色便がみられ，独特の酸性臭がある．尿量は昨日より少ない印象とのことである．
> - バイタルサイン：体温37.8度，呼吸数40回／分，心拍数140回／分
> - ロタウイルスの迅速診断キットでは陽性である．
> - 既往に特記事項はない．

【表4-9-2】に乳幼児嘔吐下痢症における重症度を示す．

診断に際しては，周囲の流行状況や子どもの患児年齢，感染源，便性から臨床的に判断する必要がある．ロタウイルス，アデノウイルスに対しては，便を検体として10分程度で判定できる迅速診断キットが一般化されている．脱水徴候，合併症が認められるときは，血液検査や尿検査により，血清電解質，血糖，尿ケトン反応などを確認して全身状態の評価を行うことが重要である．白血球数，CRP（C反応性タンパク）などの増加がみられない場合は細菌性胃腸炎との鑑別が必要であり，便培養を実施する．

【表4-9-2】　乳幼児嘔吐下痢症における重症度

症状	軽症	中等度	重症
全身状態	割とよい	不機嫌	不安・興奮・脱力
食欲	保たれる	低下	なし
機嫌	あやせば笑う	次第に笑わなくなる	笑わない
体重減少 （乳児） （年長児）	 5%以下 3%以下	 6〜9% 4〜8%	 10%以下 9%以下
皮膚 （ツルゴール） （粘膜） （大泉門）	 保たれる 口唇が少し乾燥 平坦	 低下 口腔内乾燥，涙減少 やや陥没	 かなり低下 涙は出ない 明らかに陥没
脈	正常	速脈	速脈で弱く触れる
尿量	維持	低下	無尿
下痢・嘔吐	軽い	1日数回	頻回

Ⅰちゃんの場合は，臨床症状からロタウイルスによる嘔吐下痢症であると判断できる．重症度としては，脈拍がやや速く，尿量が低下し始め，全身状態がやや不良とのことで，中等度であると考えられる．経口摂取不良であることや子どもの年齢を考慮すると，重症化しないように治療介入が必要になると考えられる

3）ケアの技術と看護のポイント
(1) 基本的なケア
　病原ウイルスに有効な薬剤はなく，水分補充と電解質補正が基本である．経口補水液にはソリタ®-T配合顆粒，アクアライト®，OS-1（オーエスワン®）などを用いる．経口補水液で症状の改善が不十分であれば，経静脈的に輸液を行う．脱水が顕著な場合は入院の対象となる．排尿が確認されるまではカリウムを含まない生理食塩水，1号液（ソリタ®-T1号など）などが用いられる．

　対症療法としては，一般的に整腸薬と鎮吐薬を組み合わせて用いることが多い．具体的な治療を【図4-9-1】に示す．下痢は病原体を対外に排除するための生体防御反応であり，薬剤で抑制することで感染症の回復が遅れる可能性があるため，原則として止痢薬は使用しない．

第1病日：脱水に対する補液が中心 嘔気・下痢に対し，鎮吐薬・整腸薬を適宜用いる．

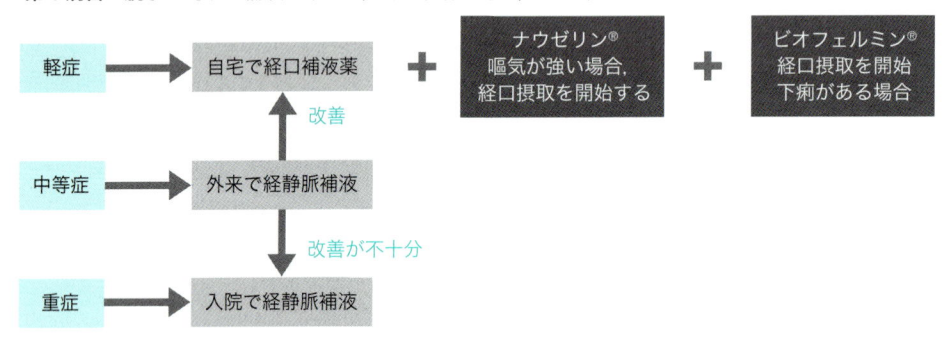

- 軽症 → 自宅で経口補液薬
- 中等症 → 外来で経静脈補液
- 重症 → 入院で経静脈補液

＋ ナウゼリン® 嘔気が強い場合，経口摂取を開始する
＋ ビオフェルミン® 経口摂取を開始 下痢がある場合

第2病日：ほとんどの場合，嘔吐は消失し脱水は改善する．
　　　　　　嘔吐・脱水がある場合は，第1病日のフローチャートに沿って治療する．

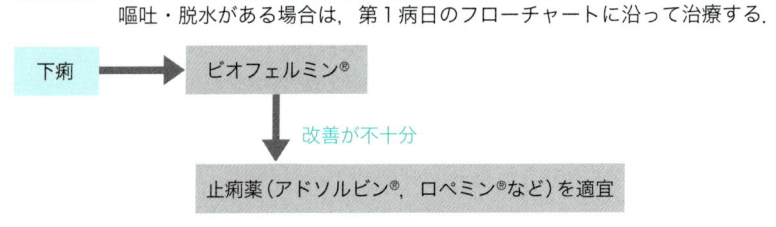

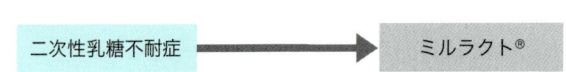

- 下痢 → ビオフェルミン® → 改善が不十分 → 止痢薬（アドソルビン®，ロペミン®など）を適宜
- 二次性乳糖不耐症 → ミルラクト®

【図4-9-1】 乳幼児嘔吐下痢症の病期・病態・重症度別にみた治療の流れ

(2) 看護のポイント

看護の方向性としては，嘔吐下痢症には対症療法が基本であり，脱水症や電解質異常の予防・改善のための輸液療法と安静療法，食事療法を中心に援助しなければならない．さらに，嘔吐・下痢による子どもの苦痛と苦痛を抱える子どもの傍らにいる家族の心理的負担が大きいため，心身両面から援助していくことが重要である．主に次のような具体的な援助を行う．

a. 診察・治療の介助

嘔吐により服薬困難な場合があるため，必要に応じて援助を行い，水分摂取制限，食事摂取制限と子どもの欲求とを調整しながら両親へ指導を行う．さらに，脱水予防のため，輸液療法を正確かつ安全に行う．観察ポイントしては，IN-OUT（水分出納）バランスにはとくに注意を払う必要がある．

b. 脱水症予防

臭気によって嘔吐が誘発されないように環境整備を行うとともに，水分摂取しやすいように工夫（子どもの好きな飲料を与えるなど）する．

乳幼児の水分摂取量は，体重1 kgあたり1日50〜100 mL，例えば5 kgの場合は250〜500 mL，10 kgの場合は500〜1000 mLが目安となる．嘔吐・下痢のときは腸蠕動が悪く，吸収力が低下しているため，嘔吐直後は，すぐに水分や固形のものは与えず口をすすぐ程度とし，1〜2時間後からゆっくりと水分摂取を進める．ティースプーン1杯（約5 mL）から始め，これを15分おきに飲ませていく．一度に多くの量を摂取すると，腸蠕動をさらに悪化させてしまうため，子どもの状態に合わせ，1さじずつ与えることがポイントである．1時間後，症状が悪化していないことを確認できたら，少しずつ1回量を増やし，体重に合った水分摂取量を目指す．

経口摂取する水分としては，体液の成分である電解質（ナトリウム，カリウムなど）を含む水分が適している．お茶，麦茶，真水などは吸収が悪いため，有効に水分摂取ができない場合がある．症状がある場合には，経口補水液（前述）を用いるのがもっとも有効である．

c. 清潔ケアへの援助

排泄物が長時間皮膚に付着していると肛門周囲の皮膚障害（オムツかぶれ）が起こりやすいので，こまめにオムツ交換を行うようにする．また，皮膚障害を助長しないように，ベビーオイルやオリーブオイルを染み込ませた柔らかい布や綿を用いるなど，拭き方や使用するおしり拭きを工夫する．また，排便後，臀部清拭などを行い，皮膚刺激を最小限に抑えるようにする．

(3) 家族への援助と指導

水分摂取の方法や清潔ケアなど，必要なケアを親に指導するとともに，日常的に行える感染予防について指導する．

子どもの吐物や排泄物を処理するときには，0.1％次亜塩素酸ナトリウム液を染み込ませた布を用いて汚れた床や周囲を10分程度覆ってから水拭きしたり，石鹸で入念に手洗いしたりするなどの処理方法を正しく指導する必要がある．

10. 紫斑

1）症状の概要

　紫斑とは，紫紅色の斑で，真皮から皮下の赤血球が血管外に漏出することで現れる皮膚表面の色調変化である．初期は紅斑に類似しているが，「血液が血管の外に漏れ出ている状態のため，発疹を圧迫しても紫色が消褪しない」現象により鑑別することができる．紫斑の形成には出血傾向の出現や増強が考えられ，場合によっては，易出血性や局所の対処で止血困難な病態も予想される．

　紫斑の分類を【表4-10-1】に示す．

　子どもの紫斑の原因には，局所の外傷，敗血症，血管炎，出血性疾患があり，全身性血管炎であるアレルギー性紫斑病や，血小板の破壊が更新する免疫疾患である特発性血小板減少性紫斑病（Column参照）の頻度が高い．症状として，発熱や全身状態の悪化があり，紫斑が出現している場合は，髄膜炎菌性敗血症などが考えられるため，厳重な注意が必要である．

【表4-10-1】　紫斑の分類

血小板数	疾患			
減少	血小板性	特発性：特発性血小板減少性紫斑病		
		症候性：白血病，全身性エリテマトーデス，播種性血管内凝固症候群		
正常	凝固異常	先天性：血友病		
		症候性：肝不全，播種性血管内凝固症候群		
	皮膚病理組織	壊死性血管炎	全身性：アナフィラクトイド紫斑，結節性多発性動脈炎	
			皮膚型：皮膚アレルギー性血管炎，皮膚型結節性動脈炎	
		血管閉塞性・沈着性変化	血中異常蛋白性	クリオグロブリン血症
				原発性全身性アミロイドーシス
			血液細菌培養	敗血症

（冨山佳昭：紫斑の種類と原因．日本血栓止血学会誌，18（6）：559-562，2007．を参考に作成）

Column　特発性血小板減少性紫斑病 (Idiopathic Thrombocytopenic Purpura；ITP)

　子どもの血小板減少性紫斑でもっとも頻度の高いのは，特発性血小板減少性紫斑病（ITP）である．この病気は，何らかの原因によって自己の血小板を破壊する抗体が生成され，それによって血液中の血小板の数が著しく減少する．血小板数の正常値は15万/mm^{3}以上であるが，この病気の急性期では，時に1万/mm^{3}以下となることがある．そのため赤血球が自然漏出し，また血小板の働きである血管破綻の修復作用が低下して，点状出血斑や紫斑が起こる．

　ITPはその経過により，約6カ月以内に多くは自然に治癒する急性型と，経過が年余にわたる慢性型に分けられるが，子どものITPは約90％が急性型である．急性型の多くは，発病前2～3週以内に，上気道感染症，風疹などの先行感染が認められる．この感染の際に，生成された血小板付着抗体によって血小板の破壊が起こり，ITPを発病すると考えられている．

　ITPと診断するためには，骨髄穿刺によって採取した骨髄を調べ，①血小板のもとになる巨核球が正常もしくは増加，②他の骨髄内の血球に異常を認めず，また，③他の凝固系検査でも異常を認めないことが要件となっているが，典型例では骨髄穿刺が省略されることも多い．

ITPの症状

軽度	血小板減少が軽度で，紫斑のみ
中等度	紫斑に加えて，鼻出血や口腔内出血を伴う．
重度	血小板減少が高度で，広範囲な紫斑，皮下出血，神経症状，および広範囲の血便，血尿，吐血などの粘膜出血を伴う．

2）アセスメントの実際

> 症例：
> ### Jくん，4歳2カ月，男児
>
> - 4日前より体幹に発疹が出はじめ，本日になり左膝に紫斑が出てきた．
> - 時折，膝関節あたりに疼痛を訴える．意識は清明である．
> - バイタルサイン：呼吸数24回/分，心拍数120回/分，血圧100 mmHg，体温36.7℃
> - 既往には特記事項はない．

　Jくんは検査の結果，血小板数の減少（10万/mm^{3}以下）を認め，他の血球系に変化はみられなかった．また，血小板関連IgGや骨髄穿刺では，血小板消費を反映して骨髄巨核球の増加が認められ，凝固系は正常であった．さらに，Rumpel-Leede法による毛細血管抵抗試験では陽性を示した．

　下肢を主体に浸潤を触れる紫斑を形成し，関節痛などの全身症状や検査結果から，Jくんは特発性血小板減少性紫斑病（ITP）であると考えられた．

3）ケアの技術と看護のポイント

　ここでは，ITPに対するケアと看護について述べる．

(1) 基本的なケア

症状が軽度の場合には，とくに治療を必要としない．中等度以上の場合における治療の第一選択はステロイドの内服であり，重症の場合はステロイドを用いたパルス療法や免疫グロブリン大量静注療法を行う．さらに，薬物治療が無効の場合は摘脾術を行う【表4-10-2】．

(2) 看護のポイント

血小板の減少により出血傾向がみられるため，入院生活における出血の予防と異常の早期発見，適切な止血処置が重要である．遊びや日常生活において，外傷を受ける可能性を考慮し，遊びの工夫や安全への配慮を行う必要がある．また，子どもの成長発達への影響を考慮し，年齢や好みに応じた遊びを工夫することで，行動制限によるストレスを軽減する．

上記を踏まえ，看護として次の内容が重要である．

a. 症状の部位，出現状況，程度の観察

症状がどの部位にどのように出現し，どの程度なのかを観察する．症状の状態や程度を把握することで，治療計画や看護計画を立案する際に具体的な対策を選択することが可能となる．また，入院時には，骨髄穿刺や採血などが行われるため，出血傾向にある場合には，止血状況に細心の注意を必要とする．

アセスメントのため，次の情報を収集する．

- 出血の有無，紫斑の形態（部位，形式），量，範囲，色（鮮紅色，暗赤色）
- 過去の手術や外傷時の出血状況や止血困難の有無
- 出血部位の熱感，疼痛，腫脹など
- 血液データ，尿，便，骨髄検査などの検査結果

b. 薬剤の効果・有害反応の観察

薬剤の使用にあたっては，効果と有害反応を注意深く観察する．薬剤によって有害反応に違いがあるため，異常を早期に発見し，医師に報告する必要がある．とくにγグロブリンは血液由来の製剤であり，有害反応・合併症の出現を注意深く観察しなければならない．

薬剤の使用にあたり，次の情報を収集する．

- 使用開始時：アナフィラキシーショック，溶血反応の有無，発熱，全身倦怠感，発疹や紫斑などの皮膚症状，消化器症状などの出現に注意する．
- ステロイド薬：易感染状態を引き起こすため，感染に注意が必要である．また，治療に伴う高血圧，食欲亢進，多毛，ムーンフェイスなどの症状を注意深く観察する．
- γグロブリン：頻度の多い有害反応として，肝機能障害，悪寒，発熱などが認められ，重

【表4-10-2】 ITPの症状別治療

軽度	安静にして外傷を避け，無投薬，あるいはアドナ®などの血管強化剤を内服する．
中等度	副腎皮質ステロイドを用いる．
重度	高度の出血傾向がある場合や，血小板の減少が著明な場合は，急速な血小板の増加を期待して免疫グロブリンの大量療法を行う．免疫グロブリンの大量療法ができない場合，または無効例では，副腎皮質ステロイド大量療法，メチルプレドニン®によるパルス療法などを行う．

大な有害反応としては，ショックやアナフィラキシー様症状を起こすことがある．これらの症状は，投与開始後1時間以内にみられることが多く，投与を中止したり，投与スピードを調節したりすることで対処する．その他，極めてまれに起こる有害反応として，無菌性髄膜炎，急性腎不全，血小板減少症，急速投与による肺水腫などがある．

c．日常生活への観察とケア

　日常生活において，予期しない誘因によって出血が起こることもある．子どもの年齢，発達レベル，理解度，性格などを十分に把握したうえで，安全・安楽に生活できるような援助が必要である．

- ベッド周囲，廊下，プレイルーム，食堂などの環境整備：転倒しないようにする．また，上気道感染による咳や発熱は，腹腔内圧上昇や血管拡張を引き起こし，出血させやすくするため，温度や湿度を主とした室内環境に留意する．
- 安静：摩擦・打撲・外傷の予防，安静の保持，制限に応じて日常生活を援助する．
- 便秘の予防：肛門が切れて出血する危険性があるため，食事や水分の摂取状況を把握し，毎日トイレへ誘導するなどの援助を行う．
- 口鼻腔内の清拭・含嗽：柔らかい歯ブラシを使用し，さらに清拭時はブラシでこすらないことや保温に注意をする．歯ブラシで出血がみられる場合は，可能であれば含嗽を援助する．

(3) 家族への援助と指導

　家族が疾患をどのように認識しているかを確認し，不安を感じている場合には，精神的な援助を継続しなければならない．

- 疾患・検査に対する家族の不安の有無：発病から急性期において出血を伴う疾患であるため，家族は不安を抱きやすい．そのため，その不安を把握し，適切に不安軽減に向けたかかわりが必要である．
- 歯科的処置や特定薬剤の禁止に関する説明：抗血小板効果をもつ解熱鎮痛剤の使用などに注意が必要である．
- 過保護になりすぎないように注意する説明：外傷を恐れるあまり，すべての生活行動に過保護になってしまう可能性があるため，家族の見守りの行動について，退院前にともに考えることが重要である．

11. 感染症

1) 症状の概要

　子どもの感染症の病態については，成人と大きく違う点はないが，子どもに多くみられる感染症の種類と原因菌，診断や治療上の注意点については成人と若干異なる．

　子どもに多い感染症としては市中感染症としての呼吸器感染症，腸管感染症，尿路感染症，伝染性膿痂疹などの皮膚感染症，麻疹などの伝染性疾患がある．また，まれではあるが，子どもの重要な疾患として敗血症，髄膜炎がある．宿主の面からは新生児や白血病などの免疫機能

の低下例に重症感染症が多い．

　感染対策について詳しくはⅥ 2.「子どもの危険回避としての感染対策」(p127) を参照のこと．

インフルエンザ（鳥インフルエンザ（H5N1）を除く）

インフルエンザは，急激に発病し，爆発的に短期間で広がる感染症である．毎年流行しており，合併症として，肺炎，脳症，中耳炎，心筋炎，筋炎などがある．とくに乳幼児は重症になりやすい．

①**病原体**：インフルエンザウイルスＡソ連型，Ａ香港型，Ｂ型，Ｃ型（流行することは少ない）の他，2009年には新型Ａ（H1N1）pdm09による世界的流行（パンデミック）が生じた．

②**潜伏期間**：1～4日（平均48時間）．

③**感染経路（発生時期）**：患者の咳，鼻汁からの飛沫感染によるが，接触感染もある．毎年12月頃から翌年3月頃にかけて流行する．Ａ型は大流行しやすいが，Ｂ型は局地的流行にとどまることが多い．流行の期間は比較的短く，1つの地域内では発生から3週間以内にピークに達し，3～4週間で終わる．

④**感染期間**：発熱1日前から3日目をピークとし，7日目頃まで継続する．しかし，低年齢患児では長引くこともある．

⑤**症状**：悪寒，頭痛，高熱（39～40℃）を主訴とし，頭痛とともに咳，鼻汁で始まる場合もある．全身症状は，倦怠感，頭痛，腰痛，筋肉痛などである．呼吸器症状は，咽頭痛，鼻汁，鼻づまりがみられる．消化器症状は，嘔吐，下痢，腹痛がみられる．脳症を併発した場合は，けいれんや意識障害をきたし，死に至る場合や，救命できても脳神経系の後遺症を残すことがある．

⑥**診断法**：現行では，鼻咽頭ぬぐい液を用いた抗原の迅速診断キットがある．発症翌日が最も検出率に優れているが，それでも偽陰性を示すことは少なくないため，臨床診断を優先する場合がある．

⑦**治療法**：抗ウイルス薬（オセルタミビルなど）を発症48時間以内に投与すると，解熱までの期間短縮が期待できるが，10歳代の精神症状との関連がまだ完全に否定されていないうえ，また，耐性ウイルスが生じる可能性もある．アスピリン®をはじめとする解熱剤の多くは，脳症への進展を促進したり，その重症化に寄与したりする可能性が示唆されているため，投与するのであればアセトアミノフェンを選択することが多い．

⑧**予防法**：飛沫感染として，手洗いと含嗽などの一般的な予防法の励行の他，インフルエンザワクチンの接種が有効である．このワクチンは任意接種だが，生後6カ月から接種可能で，感染予防効果は高くないものの，重症化の予防効果がある．とくに持病がある人への接種が勧められている．

百日咳

百日咳は，コンコンと咳き込んだ後，ヒューという笛を吹くような音を立てて息を吸う，特有な咳を特徴とし，連続性・発作性の咳が長期にわたって続く．生後３カ月未満の乳児では呼吸ができなくなる発作（無呼吸発作），肺炎，中耳炎，脳症などの合併症も起こりやすく，生命に関わることがある．

①**病原体**：百日咳菌

②**潜伏期間**：主に７～10日（５～21日）

③**感染経路（発生時期）**：飛沫感染，接触感染．１年を通じて存在する病気であるが，とくに春季から夏季に多い．

④**感染期間**：咳が出現してから４週目頃まで継続し，抗菌薬開始後７日程度で感染力は弱くなる．

⑤**症状**：病初期から咳が特徴的であり，発熱することはあまりない．低年齢ほど症状は重く，前述の特徴的な咳が出はじめ，咳のために眠れなかったり，顔が腫れたりすることもある．回復するのに２～３週間から数カ月かかることもある．後期幼児期以降の罹患では症状は軽くなる傾向にある．

⑥**好発年齢**：乳幼児期が多いが，この10年で成人に急増しており，感染者の半数に達している．

⑦**診断法**：臨床症状により診断されることが多い．

⑧**治療法**：抗菌薬

⑨**予防法**：定期予防接種によって，生後３～90カ月に沈降精製百日せきジフテリア破傷風混合（DPT）ワクチンと不活化ポリオワクチンとの４種混合ワクチンを４回接種する．標準的には生後３～12カ月に３回接種し，１～１年半後に１回追加接種する．さらに，11歳以上13歳未満で沈降ジフテリア破傷風（DT）トキソイドの接種が１回，定期接種として行われている．

麻疹（はしか）

麻疹は，発熱，咳，くしゃみなどの上気道の症状や特有な発疹の出る感染力の強い疾患である．頬粘膜のコプリック斑が診断の決め手となる．肺炎，中耳炎，喉頭炎（クループ），脳炎などを合併することもある．

①**病原体**：麻疹ウイルス

②**潜伏期間**：主に７～18日

③**感染経路（発症時期）**：空気感染，飛沫感染．感染力が最も強いのは，発疹前の咳の出はじめた頃である．以前は，春季から夏季が流行期であったが，最近は年間を通じて発生する．

④**感染期間**：発熱出現１～２日前から発疹出現４日目頃まで継続する

⑤**症状**：臨床的に，カタル期，発疹期，回復期に分けられる．カタル期には，眼の結膜充血，涙やめやに（眼脂）が多くなる．くしゃみ，鼻汁などの症状とともに発熱し，口内の頬

11. 感染症

粘膜にコプリック斑という特徴的な白い斑点がみられるのが早期診断のポイントである．熱がいったん下がりかけ，再び高熱が出てきたときに体幹に赤い発疹が生じて発疹期になる．発疹は耳の後ろから顔面にかけて出はじめ，身体全体に広がる．赤い発疹が消えた後に褐色の色素沈着が残るのが特徴である．発熱は発疹出現後3〜4日持続し，通常7〜9日の経過で回復するが，重症な経過をたどることもある．急性脳炎は発症1,000人に1〜2人の頻度で生じ，脳炎や肺炎を合併すると生命の危険や後遺症のおそれもある．

⑥好発年齢：乳児期後半から幼児期に多いが，最近では高校生以上になってからの罹患も多くみられる．

⑦診断法：臨床診断した場合，抗体検査を行うが，他の感染症でも麻疹IgM抗体が偽陽性になることがあるため，保健所をとおして，地方衛生研究所などで血液，咽頭ぬぐい液，尿などによるPCR検査やウイルス検査を行う．

⑧治療法：有効な治療薬はなく，対症療法が行われる．

⑨予防法：日本では2006年より，麻疹風疹（MR）混合生ワクチンとして，1歳時に第1期接種，小学校入学前1年間（年長児）に第2期定期接種が導入され，他の先進国と同様に2回接種が行われるようになったが，未接種者も少なくない．法定年齢外でも任意で予防接種を受けられるようになった．

流行性耳下腺炎（おたふくかぜ）

流行性耳下腺炎は，耳下腺が急に腫れてくることを特徴とする疾患である．合併症としては，無菌性髄膜炎が多く，不可逆的な難聴の原因としても注意すべき疾患である．成人の罹患では，精巣，卵巣炎などの合併があり，不妊の原因として注意が必要である．

①病原体：ムンプスウイルス

②潜伏期間：主に12〜25日

③感染経路（発生時期）：飛沫感染，接触感染．幼稚園，保育所，小学校での流行が多い．春季から夏季に多い．

④感染期間：耳下腺腫脹の1〜2日前から腫脹後5日頃までであるが，唾液中には，腫脹7日前から腫脹後9日後までウイルスが検出される．

⑤症状：全身の感染症だが耳下腺の腫脹が主症状で，顎下腺も腫れる．腫れは2〜3日でピークに達し，3〜7日間，長くても10日間で消える．痛みを伴い，酸っぱいものを飲食すると痛みが強くなる．また，100人に1人が無菌性髄膜炎を，500〜1,000人に1人が回復不能な片側の難聴を，3,000〜5,000人に1人が急性脳炎を併発するとされている．

⑥好発年齢：幼児期から学童期に多い．

⑦診断法：臨床症状より診断されるが，確定のためには血液での抗体検査を必要とする．

⑧治療法：有効な治療薬はなく，対症療法が行われる．

⑨予防法：多くの先進国で2回の予防接種が行われている．日本では任意接種であるが，日本小児科学会は2回の予防接種を推奨している．

風疹

風疹は，わが国において2012年頃より，ワクチン未接種の成人男性を中心に流行している．ピンク色の発疹，発熱，リンパ節の腫脹と圧痛を主訴とする疾患である．また，脳炎，血小板減少性紫斑病，関節炎などの合併症がみられることがあり，とくに妊娠早期にかかると出生児に先天性風疹症候群と呼ばれる先天異常が生じることがある．例えば，妊娠1カ月以内の感染では50％以上の頻度とされている．

① 病原体：風疹ウイルス
② 潜伏期間：主に14～23日
③ 感染経路（発生時期）：飛沫感染，接触感染．春季の流行が多いが，秋季から冬季にみられることもある
④ 感染期間：発疹出現7日前から発疹出現14日目頃（とくに7日後）までが多い．
⑤ 症状：風疹は発熱と同時に発疹を伴う疾患である．発熱は麻疹ほどには顕著ではないが，ピンク色の発疹が全身に出現する．3～5日で消えて治るため三日はしかとも呼ばれている．発疹が消えた後には，麻疹のような褐色の色素沈着は残らない．リンパ節の腫れは頸部，耳の後ろの部分にみられ，圧痛を伴う．発熱は一般に軽度で，気づかないこともある．3,000人に1人の頻度で血小板減少性紫斑病を，6,000人に1人の頻度で急性脳炎を合併する．妊婦の感染により，胎児が，耳，眼，心臓の異常や精神運動発達遅滞を伴う先天性風疹症候群を発症することがある．
⑥ 好発年齢：かつての流行期は5～15歳に多かったが，2012年頃より，ワクチン未接種の20～40代成人男性を中心に流行しており，妊娠出産年齢女性へ感染が波及し，先天性風疹症候群の症例が急増している．
⑦ 診断法：臨床診断した場合，抗体検査などでウイルス学的診断検査を行う．
⑧ 治療法：有効な治療薬はなく，対症療法が行われる．
⑨ 予防法：日本では，2006年より麻疹風疹（MR）混合生ワクチンとして，1歳時に第1期接種，小学校入学前1年間（年長児）に第2期定期接種が導入され，他の先進国と同様に2回接種が行われるようになったが，未接種者も少なくない．法定年齢外でも任意で予防接種が受けられる．

水痘（みずぼうそう）

水痘は，紅斑，丘疹，水疱，膿疱，かさぶたの順に進行する発疹が出現し，同時に各病期の発疹が混在する伝染性の強い感染症である．時に肺炎，脳炎，肝炎，ライ症候群（急性脳症）などを合併することもある．

① 病原体：水痘・帯状疱疹ウイルスが病原体であり，初感染では水痘の症状を示す．治った後にウイルスが知覚神経節に潜伏し，免疫機能が低下したときに神経の走行に沿って小水疱が生じる帯状疱疹として再発症することがある．
② 潜伏期間：通常14～16日であるが，10日未満や21日程度になる場合もある．
③ 感染経路：空気感染，飛沫感染．膿や水疱中にはウイルスがいるため接触感染もする．

帯状疱疹からは飛沫感染しないが、接触感染をすることがある。かさぶたの中にはウイルスはいないため、感染源とはならない。
④**感染期間**：発疹出現1〜2日前からすべての発疹がかさぶた化（痂皮化）するまで継続する。
⑤**症状**：発疹は体幹や頸部のあたりから顔面に生じやすく、発熱しない例もある。発疹は紅斑、水疱、膿疱、かさぶたの順に変化する。かゆみや疼痛を訴えることもある。まれに脳炎やアスピリン®との併用によってライ症候群を併発する場合や、白血病や免疫抑制治療を受けている子どもでは、重症化して死に至ることもある。また妊婦の感染によって、子どもに先天性水痘症候群という低出生体重、四肢低形成、皮膚瘢痕などを伴う先天異常や、致死的な重症水痘が生じることもある。日本では年間約100万人が水痘にかかり、約4,000人が重症化により入院し、約20人が死亡している。
⑥**好発年齢**：幼児期に多い。
⑦**診断法**：臨床症状より診断されるが、確定のためには血液で抗体検査を行う。
⑧**治療法**：抗ウイルス薬（アシクロビル®、バラシクロビル®）
⑨**予防法**：多くの先進国で2回の予防接種が行われている。日本では任意接種であるが、日本小児科学会は2回の予防接種を推奨している。2014年10月1日より、水痘ワクチンは感染力が強いため定期接種（A類疾病）となり、自己負担から公費負担となった。

RSウイルス感染症

RSウイルス感染症は秋から冬に好発するが、最近は通年性に発生している。呼吸器感染症の主要ウイルスであり、細気管支炎、喘息性気管支炎、肺炎を引き起こす。とくに月齢の低い乳児や肺疾患・心疾患のある子どもは重症化する場合がある。RSウイルスに感染すると、浮腫や分泌物亢進が生じ、細気管支を閉塞して呼吸困難を招く。症状としては、咳嗽、鼻汁などの上気道症状が2〜3日継続した後、喘鳴や多呼吸、呼吸困難が出現する。乳児では、まれに無呼吸発作を起こすことがある。

①**病原体**：RSウイルス感染症は、RSウイルス（Respiratory Syncytial Virus）の感染によって発症する呼吸器感染症である。
②**潜伏期間**：2〜8日、典型的には4〜6日とされる。
③**感染経路**：飛沫感染、とくに秋季から冬季に流行する。
④**感染期間**：通常は数日〜1週間で軽快に向かうが、細気管支炎などを併発した場合は、長期にわたり喘鳴を繰り返しやすい。
⑤**症状**：発熱、鼻汁などの上気道炎症状が数日間続いた後、20〜30％の初感染児において下気道に影響が及ぶ場合がある。とくに細気管支炎となった例では、炎症性浮腫と分泌物、脱落上皮により細気管支が狭くなるにしたがって、呼気性喘鳴、多呼吸、陥没呼吸などを呈するようになる。喀痰の貯留により無気肺を起こすことも珍しくない。RSウイルス感染症は、乳幼児の肺炎の原因の約50％、細気管支炎の50〜90％を占めるとの報告もある。また、低出生体重児や、心肺系に基礎疾患がある場合や、免疫不全が存在する場合には重症化のリスクが高い。重篤な合併症としては、細気管支炎・肺炎以

外に，無呼吸，ADH分泌異常症，急性脳症などがある．
⑥**好発年齢**：生後1歳までに半数以上が，2歳までにほぼ100％の子どもがRSウイルスの初感染を受けるとされる．RSウイルス感染症は乳幼児期においては重要な疾患であり，とくに生後数週間～数カ月間の時期においては母体からの移行抗体が存在するにも関わらず，下気道の炎症を中心とした重篤な症状を引き起こす場合がある．
⑦**診断法**：迅速検査でウイルス抗原を検出することが可能である．
⑧**治療法**：対症療法が主体になる．発熱に対しては，冷却するとともに，アセトアミノフェンなどの解熱薬を用いる．喘鳴を伴う呼吸器症状に対しては，気管支拡張薬などを用いる．細菌感染の合併が疑われる場合は抗生剤を使用する．
⑨**予防法**：早産低出生体重児，慢性肺疾患児，さらに血行動態に異常がある先天性心疾患児に対してRSウイルスモノクロナール抗体（パリビズマブ）が予防的に投与される場合があり，入院率の低下などの効果が確認されている．

その他，咽頭結膜熱，溶連菌感染症，手足口病，ヘルパンギーナ，ロタ・ノロウイルス感染症，突発性発疹などの感染症がある．
ここでは，子どもに多くみられるRSウイルス感染による細気管支炎について述べる．

2）アセスメントの実際

症例：
Kくん，1歳6カ月，男児

- 肩呼吸，陥没呼吸などの呼吸努力がみられる．
- 咳き込んで十分な睡眠をとれていない．
- 昨日より発熱があり，夕方より咳嗽がみられ，ゼイゼイしてきた．
- バイタルサイン：体温38.0℃，呼吸数48回/分，心拍数160回/分，SpO_2 92％（空気下）
- 呼気性喘鳴があり，呼吸努力が著明である．

Kくんは，意識清明であるため，【表4-11-1】の内容についてアセスメントと対応を行う．発熱が著明であるため，脱水予防の観点から輸液管理を行った．また，SpO_2が92％と低く努力呼吸も著明であるため，吸入，吸引などの呼吸ケアとともに酸素療法を必要とした．
その後，入院加療を要したが，輸液管理と呼吸ケアの継続により数日後に軽快し，退院した．

3）ケアの技術と看護のポイント

（1）基本的なケア

ウイルスに対する特異的な治療はなく，対症療法が主体となる．輸液療法，細菌感染の合併がある場合は，抗菌薬を投与する．気管支分泌物の粘稠性の低下，喀痰排出の促進，気管支粘膜の浮腫の軽減を目的として，内服や吸入，吸引，肺理学療法を施行する．

重症例では，酸素投与，持続吸入などを行う．それでも改善しない場合は，人工呼吸器管理を行うことを考慮する．予防としては，RSウイルスモノクロナール抗体（パリビズマブ）の投与がある．

(2) 看護のポイント

RSウイルス感染症では急性の気道閉塞症状が強く現れ，肺胞でのガス交換障害が生じるため，呼吸困難と発熱の緩和，栄養，水分管理，安静への援助が重要となる【表4-11-1】．

(3) 家族への援助と指導

子どもの呼吸困難が続くと，家族は心理的負担が増すため，疾患や入院に対する子どもと家族の反応を的確に捉えて，退院後の生活指導も踏まえたうえでの心理的な援助をしていくことが大切である．

また，個室隔離の必要性や感染予防の方法について説明し，上記に述べたように食事・水分摂取の方法，咳嗽発作時の対処方法について指導する．

【表4-11-1】 RSウイルス感染症の看護

観察項目	体温，脈拍，呼吸数，呼吸音，異常呼吸の有無，咳嗽の有無，分泌物の量・性状，酸素飽和度，活気や機嫌，水分出納バランス，栄養状態
安静	安静を保ち，酸素消費を少なくするように援助する．また，啼泣させないように，安楽な体位を工夫する．
発熱に対するケア	脱水の症状に注意し，輸液管理を継続する．ただし，食事や水分の管理については，とくに乳児は授乳で呼吸状態が悪化する場合が多いため，医師の指示のもと慎重に進める必要がある．発熱や発汗が続くため清拭は毎日行うが，なるべく手際よく行い，子どもに負担をかけないようにする．
環境整備	個室管理とし，部屋の扉（またはカーテン）を閉め，隔離解除されるまで他の子どもと接触させないようにする．

12. 虐待

1）症状の概要

1962年，米国の小児科医ケンプ（Kempe CH）らが，親からの暴力によるものと考えられる外傷により，多くの子どもが小児病棟に入院していることを指摘し，これらの多発的な外傷を負った児童を「被殴打児症候群（Battered Child Syndrome）」として報告した．そしてケンプは，子どもの虐待を「親や保護者や世話する人によって引き起こされた子どもの健康に有害なあらゆる状態」であると定義した[17]．親が子どもを嫌っているとはかぎらず，たとえ子どものためと思っていても，結果として子どもが心身の健康を害した場合は虐待になり，親からではなく，あくまでも子どもを擁護する立場から判断することとしている．

ケンプは，「被殴打児症候群」を「たいていは3歳未満の児童において，硬膜下血腫や異なる治癒過程にある説明のつかない複合的骨折，生育不全などがみられる場合，または軟部組織の腫脹や打撲傷が存在する場合，あるいは外傷の程度や種類がその発生原因として説明される履歴と矛盾したり，突然死亡したりしたすべての児童については，まず臨床医は被殴打児症候群という診断につき，高レベルの疑いをもつ必要がある」と説明している[17]．ケンプによって児童を虐待する親の存在が指摘されて以降，医学は，子どものけがの原因が事故で起こりうるのか，あるいは他人の暴力なのかという判断を迫られるようになった．

　一般に虐待は次の4つに分類される．
- 物理的暴力を加える身体的虐待
- 必要なケアを行わないネグレクト（養育の拒否・放棄・怠慢）
- 子どもを性の対象として利用する性的虐待
- 暴言や差別で心を傷つける心理的虐待

　医療機関における予後は，死亡率10％以上，再発率35％以上である．退院後の再発による死亡例もある．死亡のほとんどは乳幼児である．身体的虐待の死因には，頭蓋内外傷・腹部内臓外傷・窒息が多く，溺死・薬物死の報告もある．ネグレクトの直接死因は，感染症・脱水・突然死・慢性疾患の医療処置・凍死などであるが，数カ月も続く体重増加不良にも注意が必要である．

　長期予後は，外傷による障害だけでなく，成長発達障害や性格の歪みを残し，将来虐待する親になる可能性が高い．乳幼児期に全面依存する人から虐待されると，基本的信頼感や自尊心が育まれず，対人関係障害を残し，恐怖体験の心的外傷が解離性同一性障害・境界性パーソナリティ障害・薬物依存・非行や犯罪の原因となる．

　虐待を引き起こす背景は，容易にはみえないが，常に【表4-12-1】の4条件が揃っている．虐待する親の多くが，子どもの時に大人から愛されておらず，子どもに感情移入ができない．生活のストレスとしては，育児負担が大きく，夫婦間の葛藤と経済不安も多い．しかも，援助者がなく社会的に孤立している場合が多い．また，虐待を受けやすい子どもは，望まぬ妊娠・新生児期の愛着形成不全・育てにくい子ども・義理の子どもなどである．

　虐待を見逃せば，生きている子どもの生命や身体をさらなる脅威にさらすこととなる．子どもが死亡していた場合には，殺人行為を不問に付すことになる．いずれの場合にも，医療者は社会的に強く非難される場合が多い．一方で，医療機関において虐待の確信がもてずに警察や児童相談所に通告し，その判断が誤りであった場合，無実の親を犯罪者扱いすることになり，親との信頼関係が損なわれる．そうなると，子どもの治療を中断せざるを得ないおそれや，さらには親から訴訟を提起されるおそれもある．そのようなジレンマを克服するために，児童虐

【表4-12-1】 虐待の4条件

- 虐待しやすい親
- 生活上のストレス
- 社会的孤立
- 親の意に添わない子ども

（小林美智子：養育支援の視点「乳幼児虐待予防のための視点」．大阪府健康医療部編，p6，2006．を参考に作成）

待を扱う領域は，児童の身体的な特徴が偶発的原因なのか非偶発的原因なのかを見極めるための方法や指標を日々模索しながら進歩してきた．

　虐待の診断が困難な理由は，親が事実を話さないからである．ケンプは「子どもに特有の症状があり，特有の親の言動があり，特有の心理社会的背景があれば99％の確率で診断できる」と述べている[17]．乳幼児の虐待にみられる症状を【表4-12-2】に示す．外傷の中では，死因となりやすい頭蓋内外傷や腹部内臓外傷，窒息につながる暴力を示唆するものは，小さな傷でも重視しなければならない．例えば，頬の直径1cmの出血斑は口や鼻を押さえた痕跡，首の輪条線や顔面の点状出血斑は首を絞めた痕跡である可能性がある．胸郭や上腕をつかんだ指痕があれば揺さぶっている（Shaken Baby Syndrome）可能性がある．親がする説明は曖昧であり，矛盾し，子どものせいにすることもある．また，親は知られることを恐れ，子どもにいら立っていることによる行動がみられ，スタッフに対して易怒性や不信感を抱くことが多い【表4-12-3】．

　1990年，大阪府は，乳幼児期虐待のハイリスク要因となる心理社会的背景について318人を対象に調査し，さまざまな背景要因を明らかにした[18]．周産期の要因としては，望まぬ妊娠や低出生体重児，子どもの発達の遅れなどがあり，養育状況の要因としては，親の養育能力の問題やきょうだいの虐待などがある．親の要因としては，性格の問題や生育歴の問題をあげ，家族形態の要因としては，実父母家族の他に父子家庭，母子家庭をあげ，生活状況の要因としては，経済不安，夫婦不和，孤立していることをあげている．

【表4-12-2】　乳幼児虐待にみられる特有の症状

健康状態	とくに注意すべき外傷	注目すべき精神症状
・外傷が多い ・体重増加不良，低身長 ・病気の放置 ・清潔保持不可（皮膚，口腔） ・発達遅れ（身辺自立早い） ・情緒行動問題 ・予防接種が少ない ・乳幼児健診が少ない	・頭蓋内外傷 　（Shaken Baby Syndrome，硬膜下血腫） ・腹部内臓外傷 ・骨折，脱臼 ・網膜出血 ・出血斑（首，頭部，腹部） ・火傷，溺水，薬物中毒	・情緒問題 　（寡動・寡黙，過食・拒食，睡眠障害，夜尿・遺尿・遺糞，多動，盗み，学習障害） ・攻撃性 ・心的外傷後ストレス ・解離性障害 ・基本的信頼感がない ・自尊心が低い

【表4-12-3】　虐待を疑う親の言動

疑わしい病歴の説明	病院でよくみられる親の行動
・説明された病歴に矛盾がある． ・傷・子どもの行動，父母の説明の差異，説明内容の変化 ・子どもが自傷したと言う． ・きょうだい，ベビーシッター，友人など，第三者のせいにする． ・反復する疑わしい外傷がある． ・医療の受診の遅れや放置がある．	・外傷や病状の程度を気にかけていない． ・治療方法や予後について質問しない． ・入院させるとすぐに帰ってしまう． ・重度でも入院を拒否する． ・医者や病院を度々変える． ・面会や電話での問い合わせをほとんどしない． ・面会は短時間で子どもと接触しない． ・付き添いを拒む． ・外来を中断する．

（池田美佳子：大阪の乳幼児虐待　被虐待児の予防・早期発見・援助に関する調査報告．pp28-42, 1993．を参考に作成）

2）アセスメントの実際

ここでは，急性期医療の現場でよく遭遇する子どもの虐待の症例を2つ示す．

> **症例1**
>
> 　生後1カ月にけいれん，3カ月と4カ月に肋骨骨折でA病院に入院し，虐待を疑ったが退院した．生後6カ月に頭蓋骨骨折でB病院を受診して手術した．さらに，7カ月でC病院に入院し反対側の硬膜下血腫が見つかり，手術後の外泊中に突然死した．この間，親は何があったかを話しておらず，医療機関を転々としている．
> 　2年後，生後1カ月児がD病院に運ばれ頭蓋内出血で死亡した．上記の次子であった．さらに，3年後にE病院で子どもが生まれ，上の子2人の死亡を不審に思った産婦人科医が小児科医に相談し，母子同室にし，育児を観察した．すると，母親は育児がまったくできず，医師の勧めで乳児院に預けた．その後，両親は乳児院に通い育児指導を受け，1歳半で自宅に引き取り，保健所と児童相談所，保育所が援助し，順調に育っている．
>
> **症例2**
>
> 　生後2カ月児が下痢と発熱で受診し，入院するとすぐに治るが，退院するとすぐに同症状で再診し，体重が増加しない．小児科医の依頼で保健師が家庭訪問すると，家にはごみと腐敗物が積もり，大量の蛆虫や蠅，油虫がわいており，真夏の生ごみのような悪臭があった．8歳の兄が汚れた哺乳瓶に水道の水でミルクを溶いて与えていた．精神疾患の母親との母子家庭であり，清潔保持ができていないネグレクトである．

　発見時に優先されるべきことは，緊急に子どもを親から分離すべきかどうかの重症度の判断である【表4-12-4】．重症度は，子どもの身体的所見だけではなく，【表4-12-3】で示した虐待を疑う親の言動とあわせて判断する必要がある．また【表4-12-5】は，より的確に重症度を評

【表4-12-4】 重症度判断の目安

生命の危機	次の可能性がある場合，緊急介入による即時の親からの分離が必要 頭部外傷，腹部外傷，窒息，医療放置や肺炎や脱水症，親子心中，「殺しそう」との言動
重度	即時生命の危機はないが，子どもの健康・成長発達阻害があり，早急の援助介入が必要
中等度	すぐに分離を要する健康障害はないが，長期には子どもの人格形成に問題を残すもの
軽度	暴力やネグレクトはあるが，一時的と予測されるか，親子関係の病理性が少ないもの
予備軍	実際の暴力やケア不足はないが，「叩いてしまいそう」「嫌い」「虐待しそう」と言う

（市川光太郎：小児救急医療現場から見た児童虐待の実態と課題．子どもの虹情報研修センター紀要，6：16，2008．より一部改変）

【表4-12-5】 重症度判断のための評価指標

指標	高リスク	中度リスク	低リスク
子の年齢・心身状態	4歳以下，心身障害，多動	5～9歳，手がかかる	10歳以上，障害なし
身体的虐待の程度	緊急入院，治療を要する外傷	小さい傷，不明な外傷	外傷なし
ネグレクトの程度	援助を拒否する	必要なケアをしていない	単に偶発的
外傷の位置	頭，顔，性器	胴体	四肢
情緒行動問題	ひどい問題行動	問題行動あり	問題行動なし
保護者の能力	現実認識を欠く	軽度身体・精神問題あり	現実的な期待が可能
援助への協力度	問題を認識していない	文句を言う	協力的
育児知識	育児知識や技術がない	一貫性のない躾	適切な知識がある
育児援助者の存在	同居するが虐待する	代行者が時々世話する	継続的安定的援助あり
保護者の虐待歴	再犯虐待歴，調査中	虐待歴あり	虐待歴なし
家族への援助者	地域で孤立	少しサポートあり	援助あり
虐待者と子の接触度	家に2人だけでいる	家に他の大人がいる	同居していない
家族の生活環境	乱雑な室内，家具破損	不潔	比較的清潔で安全
生活のストレス，危機	配偶者の死，夫婦不和	妊娠，出産，低収入	安定した家庭と経済
アルコール，薬物乱用	薬物かアルコールの常用	使用すると判断が鈍る	使用なし

(加藤曜子：児童虐待アセスメント指標の諸課題．社会福祉学，35(1)：59，1994.)

価するための指標であり，親の心理社会的背景も含めて判断する．

また，早期に分離が必要ないと判断した場合でも，外来受診時に待合室で待機している子どもと親を観察しなければならない．新たな危険が及ぶような状況を呈するときは，見ているだけではなく，言葉をかけながら，時にはあらためて情報収集をしながら見極めて介入していく必要がある．

3) ケアの技術と看護のポイント

(1) 基本的なケア

ケアとしては，【表4-12-1】に示した4条件を減らしていくことが目標である．すぐにできることは，誰かが親の相談相手になり，社会的孤立をなくすことであり，これが達成されると虐待は軽減しはじめる．次いで，親の生活ストレスの軽減を検討する．子どもを分離して育児負担を一時的に減らしたり，福祉制度を活用して経済援助や家族関係を調整して生活基盤を整えたりすることで，親の負担を軽減し，子どもの健康障害を治療できるようにする．

確実に子どもに危険が及ぶと判断した場合には，子どもを親から分離して擁護し，病院入院・施設入所・保育所で対応するなどの手段をとる．

また，小児医療においては，医療従事者が個別に親を変える働きかけや介入は行わない．そ

の理由は，医療職に不信を抱いている場合や，子どもを分離したことに怒りを抱いている場合がほとんどだからである．最初から親を非難し，育児を変えさせようとすると，親のストレスを増すことになり，虐待を悪化させ，援助関係を中断し，子どもを守ることができなくなる．そのため，児童相談所と福祉事務所への通告を含めて専門チームに依頼し，組織的に対応しなければならない．

(2) 看護のポイント

　子どもの虐待を防止するためには，乳幼児健診などに従事する看護師や保健師が虐待のリスク要因を有する家庭を発見し，養育支援の必要性を見極めて支援していく必要がある．そのためには，親子関係や夫婦関係，子どもの発達年齢に応じた成長発達，傷害の部位と程度について観察し，情報収集した内容を医療チーム内で共有しながら対応することが重要となる．さらに，情報を記録する際には，親の言動などの客観的事実を記載する必要がある．

a. 親子関係や夫婦関係のアセスメント

　問診時に「病院に連れてくるのが不当に遅い」「症状に対して対応が何もなされていない」「あり得ないような事故を主張している」などの状況がないかを確認する．このとき，親は虐待であることを隠したいあまり，医療者に対して挑発的な態度や強い被害者的態度を示すことがあるため，親の行動観察も必要である．

　子どもの衣服を着脱する様子や，子どもへの話しかけ方，子どもの表情や行動などをとおして，親子のかかわりを観察していく必要がある．

　問診時に誰が主体的に話しているかをもとに夫婦関係を確認する．「父親が母親の言葉を遮るように話し続ける」「母親に対して父親が暴力的な言葉をかける」などの行為があった場合は，その事実を記録するとともに，夫婦の関係をアセスメントし，問診時以外での様子を継続して観察していくことが重要である．

b. 子どもの発達年齢による成長発達のアセスメント

　看護師は，子どもの年齢相応の成長発達的特性を熟知しておく必要がある．子どもの成長発達に関する保護者の知識や認識が不適切である場合は，虐待のリスク要因として受け止める必要がある．具体的には，子どもの低身長，体重増加不良，栄養障害，発達遅滞，多動や乱暴などの行動異常がないかについて観察していく．成長発達上のリスク要因がある場合には，その子どもだけではなく，きょうだいの観察も重要な情報となる．さらに，虐待以外の疾患や原因を除外する必要があるため，医師や医療ソーシャルワーカー（Medical Social Worker；MSW）などの医療チームにより慎重に情報を得る必要がある．器質的な疾患が原因ではなく，体重や身長の増加が成長曲線から逸脱している場合は，ネグレクトが疑われる．

　また，器質的な疾患を有する子どもが虐待されている場合もあることを，看護師をはじめとする医療従事者は認識しておく必要がある．

c. 傷害の部位と程度のアセスメント

　外傷は，子どもの虐待を最も明らかに表すサインである．しかし，子どもに起こりやすい外傷に関する基本的な知識がなければ，親の言動に不自然さを感じることはできず，虐待を疑ったとしても適切な情報収集をすることができない結果となる．

　問診では，「どのような外傷か」「どのようにして起こったのか」「いつ発生したのか」など

の情報を収集する．その際，看護師に求められるのは，収集した情報を論理的に整理し，受傷機転に不自然さはないか，子どもの心身の成長発達は相応であるか，他の家族構成員に責任転嫁していないかなどを一つひとつ丁寧に検討していくことである．

さらに，体幹や臀部などの衣服で隠れている箇所を含めた外表面全体の観察を行い，さらに新旧混在する傷跡の有無などもあわせて観察する【図4-12-1】．

d．客観的事実の記載

記録は，子どもの病態，外傷だけではなく，親の言動，説明の内容に関しても，できるかぎり具体的に客観的事実を記載する．また，問診や視診の際に感じ取った情報についても記載する．親や子どもとの会話は，実際の発言内容を記録する．

e．医療チームとしての連携

児童相談所は，子どもを児童福祉施設に送致する権限をもつ．さらに，児童福祉法第25条は，すべての国民に「被虐待児の児童相談所への通告義務」を課している．1997（平成9）年に厚生労働省は，医師・看護師・保健師・教師などの専門職にとくに通告義務があることを強調し，医師や公務員の守秘義務に勝ること，児童相談所は通告者の立場を守ることを併記した．また，親が分離を承認しない場合には，児童福祉法28条で家庭裁判所に提訴すること，29条の立ち入り調査権をより活用するように，児童相談所を指導した．虐待は医療だけでは診断も治療もしきれない．児童相談所に通告して，調査権やケースワーク力，法的権限に依頼し，連携して診断や治療することが必須になる．さらに，子どもの症状が重篤である場合や，援助関係ができない場合には警察への通報も必要になる．

後述するように，親に対して決して批判的な態度にならないことが重要である．親に対して子どもの入院の必要性などを告知しにくい場合などは，その理由も児童相談所に伝え，対応を協議する．

現在，虐待相談件数は増加の一途にあり【図4-12-2】，医療機関では医師や看護師，MSWなどの多職種によって結成された専門チームが，虐待が疑われる事例に対して対応している．看護師はそのような専門チームに的確な情報を提供することが求められており，ここで示した

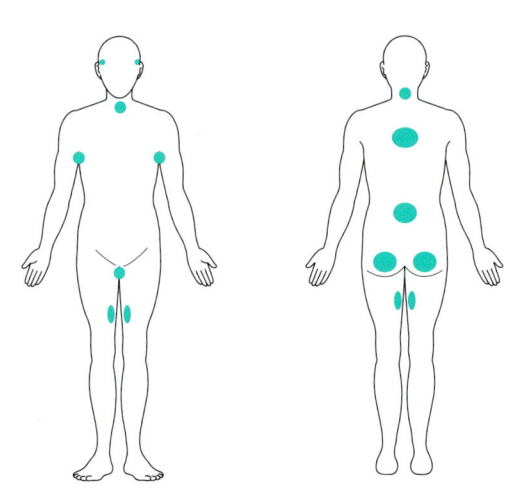

【図4-12-1】　虐待によって受傷しやすい場所
（坂井聖二，他編著：子ども虐待の臨床 医学的診断と対応．p21，南山堂，2005.）

a．から e．の対応とともに，次に述べる家族への援助を確実に行っていくことが重要である．

(3) 家族への援助と指導

　子どもの虐待を疑うことは，決して加害者を特定して告発することが目的なのではなく，虐待を受けている子どもの心身を危険から守ることが最大の目的であることを忘れてはならない．

　虐待の結果によって医療機関を受診する親は，自分の虐待行為を自覚し，大きな決断を要したと考えられる．そのため，看護師は子どもの擁護の視点から，はじめから虐待行為を特定し，親を責めてはならず，大きな決断をして受診した親の悩みや不安などを受け入れる姿勢が求められる．

　2012（平成24）年には，民法が一部改正され，親権停止の制度が新設された．その中で，施設長等が児童の監護等に関しその福祉のために必要な措置をとる場合には，親権者は不当な主張をしてはならないことなどが規定された．

　昨今の虐待は，悪質化，陰湿化が顕著であり，子どもたちを完全に擁護するためには，親に対する措置を講ずる場合も増えてきている．小児医療の従事者は，虐待の発見者になることが多いが，前述のとおり親への対応において主導的な立場となるには制約が伴うため，児童相談所や福祉事務所をはじめとした，地域における専門チームに委ねるべきであることを念頭に置く必要がある．

（原口昌宏・伊藤龍子）

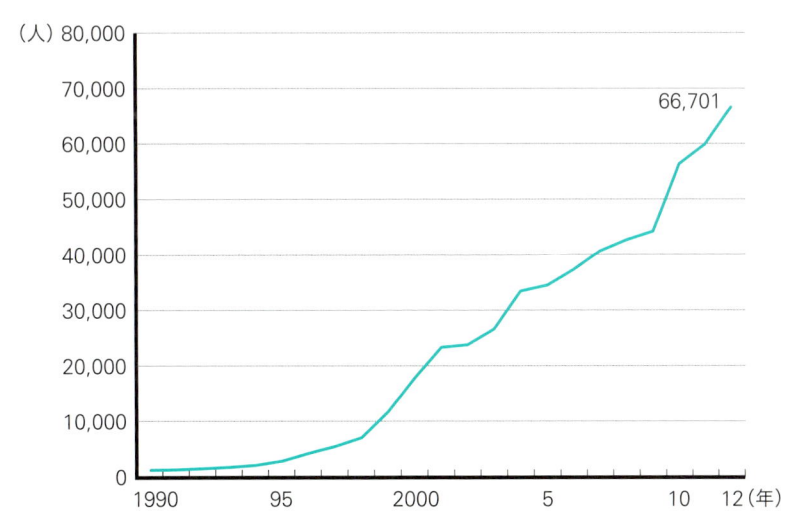

虐待を受けた子どもの年齢構成（2012年）

0歳～3歳未満	3歳～学齢前	小学生	中学生	高校生等	総数
12,503 (18.8%)	16,505 (24.7%)	23,488 (35.2%)	9,404 (14.1%)	4,801 (7.2%)	66,701 (100.0%)

【図 4-12-2】 児童相談所における虐待相談対応件数の推移と虐待を受けた子どもの年齢構成
（厚生労働省：児童虐待対策の現状と今後の方向性）

文献

1) 杉山貢，森村尚登：小児のCPA．救急医学，23（13）：1833-1939，1999．
2) 田中哲郎，他：小児の心肺蘇生マニュアル．pp1-24，日本小児医事出版社，1998．
3) Nadkarni VM, Berg AR, et al：First documented rhythm and clinical outcome from in-hospital cardiac arrest among children and adults. JAMA, 295：50-57, 2006.
4) Donoghue AJ, et al：Out-of-hospital pediatric arrest：an epidemiologic review and assessment of current knowledge. Ann Emerg Med, 46：512-522, 2005.
5) 林成之：頭蓋内圧亢進のメカニズムと病態．臨床看護，17（2）：203-210. 1991．
6) 青木一憲，澤田杏子，佐治洋介，他：2歳未満の虐待が疑われる頭部外傷の臨床的特徴．日本小児科学会雑誌，113（12）：1814-1819，2009
7) National Institute for health and clinical excellence：Trige, assessment, investigation and early management of head injury in infants, children and adults.
（http://www.nice.org.uk/nicemedia/live/11836/36259/36259.pdf）
8) Committee on Quality Improvement, American Academy of Pediatrics：The management of minor closed head injury in children. *Pediatrics*. ; 104：1407-1415, 1999.
9) Kuppermann N, Holmes JF, Dayan PS, et al：Identification of children at very low risk of clinically important brain injuries after head trauma - a prospective cohort study. Lancet, 374：1660-1170, 2009.
10) 東京都生活文化局：乳幼児の誤飲に関するヒヤリ・ハット調査．2010．（東京くらしWEB）．
11) 厚生労働省：平成14年度家庭用品等に係る健康被害病院モニター報告．2004．
12) Benumof JL, et al：Critical hemoglobin desaturation will occur before return to an unparalyzed state following 1mg/kg IV succinylcholine. Anesthesiology, 87：979-982, 1997.
13) 横田一郎：ケトン性低血糖症．小児内科，38（増）：78，2006．
14) 小林浩司：アセトン血性嘔吐症．小児内科，35（増）：548-550，2003．
15) 福山幸夫，他：熱性けいれんの指導ガイドライン．小児科臨床，49（2）：207-215，1996．
16) 香川和子，福山幸夫：熱性けいれんの頻度と遺伝．「New Mook 小児科2 熱性けいれん」．二瓶健次編，pp150-161，金原出版，1992．
17) Kempe CH, et al：The Battered-Child Syndrome. Journal of the American Medical Association, 181：17-24, 1962.
18) 小林美智子：児童虐待の実態と対応．小児看護，20（7）：852-859，1997．

V 危機的な心理状態にある家族への心理社会的支援

1. 家族の危機的な心理状態

　小島によると，危機とは「不安の強度な状態で，喪失に対する脅威，あるいは喪失という困難に直面してそれに対処するには自分のレパートリー（知識や経験などの蓄え）が不十分で，そのストレスを処理するのにすぐに使える方法をもっていないときに体験する」と定義されている[1]．救急医療や集中治療の場で出会う家族の多くが，予期しない，あるいは予想を遥かに超えた突発的な出来事を体験し，家族全員が混乱し，危機的な心理状態に陥りやすい．ましてや，わが子が突然の病気や不慮の事故に遭い，生命をも脅かされる状態となった場合，家族は相当な衝撃を受けるであろう．

　ここでは，救急医療や集中治療の場において家族が危機に陥りやすい要因をあげ，子どもの急性期において，主に筆者が勤務する新生児集中治療室（Neonatal Intensive Care Unit；NICU）での経験を例にあげながら，子どもの家族がどのような体験をしているのか考えてみたい．また，家族看護の観点から家族全体が陥る危機的な心理状態についても解説する．

1) 急性期にある子どもの家族が危機的状況に陥りやすい要因

(1) 予測や準備が整っていないこと

　子どもの突然の病気や不慮の事故は，家族にとってまさに青天の霹靂であり，何の予測も準備もできないまま現実に直面し，対応せざるを得ない状況に置かれる[2]．

　同様のストレス，危機であっても，何らかの予測や準備を整えたうえで出来事を体験した場合と比べ，より深刻な危機的状況を招くことになる．一定の経過を経た終末期患者の家族の多

115

くは，その人を喪失するという危機に対して，十分な予測や準備をする時間がある．一方，急性期患者の家族の危機は突如として現れ，予測や準備が整わないため，たとえ一時的な出来事であったとしても，急激でありかつ深刻であるといえる．

(2) 子どもの死が想起されること

　一般に救急医療や集中治療の場には「重症で命の危険がある患者がいる」というイメージがあり，そこへ子どもが運ばれたという連絡を受けた瞬間から，家族は「（子どもが）死んでしまうのではないか」という強い不安や恐怖に襲われることが多い．人間が体験するストレスの中でも，家族の死は最も強いストレスだといわれている．

　実際に子どもと対面した際にも，あまりに変わり果てた姿を目の当たりにし，やはり心理的に混乱をきたすこともあるだろう．このような状況において，家族は深刻な危機的状況にあるといえる．

(3) 情報が十分に得られないこと

　子どもの急変や事故の場面に居合わせなかった家族は，救急隊員や病院のスタッフからの連絡によって状況を知ることになる．また，最初に与えられる情報も，子どもが急変した事実と病院の場所程度に限られている．医療機関へ搬送された後も「詳しいことは検査してみなければわからない」と説明されることが多く，子どもに何が起こったのか家族が理解することは難しい．さらに，家族が病院に駆けつけても，処置や検査が終わるまで時間を要し，十分情報が得られないまま何時間も待たされることも少なくない．子どもの情報が得られないことによって，家族の不安や恐怖が増し，心身の危機を強める結果になる．

2) 小児急性期医療における家族の体験

　わが子が急性期医療を受けている家族は，どのような体験をするのであろうか．家族が体験する世界と医療者が体験する世界とは，大きく異なっているのではないだろうか．家族が体験する世界を少しでも理解することは，家族への支援につながる．

(1) ショック

　親にとって子どもの突然の病期や不慮の事故は，"突然の予期せぬ出来事"である．そして，その事実は受け入れがたいものであり，子どもを不憫に思う気持ちに圧倒される．

　例えばNICUでは，予期せぬ早産や病気によって入院となる子どもも少なくない．子どもの姿を目の当たりにして，親は「あまりのショックで何を言われているのかわからない」「先のことまでとても考えられない」と動揺し，困惑する．母親も父親も予期せぬ出来事に衝撃を受けている最中であるため，「わが子という実感がもてない」という言葉が聞かれることがある．また，後日振り返ると，「頭が真っ白になって何も考えられなかった」「よく覚えていない」と家族は語る．強いショックを受けた家族は，まさに衝撃と混乱の中に放り投げられた状態にあると考えられる．

　このような強いストレスに曝された親は，不眠や食欲不振，動悸などの身体症状を体験する[3]．

(2) 無力感と自責の念

　子どもの姿を目の当たりにした親は「かわいそう」「何とかしてやりたい」「自分と代わることができたら」と感じ，子どもを救いたい，子どもを守りたいという強い思いを抱く．しかし現実には，子どものためにできることがあまりに少ないことを実感し，子どもを守ってやれない自分の無力さに打ちのめされる．また，「予期せぬ事態になったのは，自分が気づいてあげられなかったからだ」「あの時ああしなければ……」「この時こうすれば……」と自らを責め，後悔の念を抱き，奈落の底に突き落とされたような体験をする．

　NICUにおいても「陣痛と気づかなくて病院に行くのが遅れて，思いもよらぬ早産になってしまった」，どんなに不可抗力の事態であっても「満足に産んであげられなかった」という自責の念を抱き，出産をめぐるさまざまな状況に傷ついて，悲しんでいる家族が多い．そして家族は，とても小さなわが子，たくさんの管がつながれているわが子を目の前にし，「何もしてやれない」「何もできない」といった無力感を体験する．

(3) 不安と希望の交錯

　重篤な状況に陥ったわが子を見た家族は，万が一のことが頭をよぎり，「この先どうなってしまうのだろう」「死んでしまうのではないか」「意識は戻るのだろうか」などと死や予後への大きな不安を抱く．一方，面会で垣間見る子どものふとした様子や医療者からのさりげない一言，重篤な状態から脱する治療が存在するという情報などから，生存への希望や喜びを感じることもある．例えばNICUでは，人工呼吸器や点滴がつながれていても，子どもが目を開けてくれたり，指を握ってくれたりする仕草から，家族は子どもが"生きている"存在，"反応しうる"存在であることに気づき，喜びを感じる．また，家族は不安や恐怖を回避するために，子どもの回復を信じよう，信じるしかないと考えるが，急性期病棟では他の子どもの死や急変などに直面する機会も多く，そのたびに不安や恐怖に押しつぶされそうになる．

　家族の心理は，まさに絶望と希望の間を常に揺れ動いているといえる．また，不安や恐怖の程度が強ければ強いほど，家族は不安や恐怖にしか目が向かなくなり，現状を正確に認識することが困難となる．

(4) 医療者にお任せするという気持ち

　子どもが救急外来や急性期病棟において緊急を要する処置や検査を受け始めると，ほとんどに場合において家族との交流が断たれる．処置や検査が終わり，面会が許可されて自分の目でわが子に遭遇したとき，前述したように，わが子に何もできない無力感に苛まれる．さらに，見たこともない医療機器が並べられ，医療者が行き交う病室内の雰囲気に圧倒され，家族は邪魔にならないように気づかい，肩身の狭い立場に置かれる．つまり，家族は自分たちが無力な存在であるがゆえに，医療者をより大きな存在と感じ，医療者を信じ，お任せするしかないという気持ちを抱くと考えられる[4]．それゆえに「あとは先生，看護師の皆さんにお任せします」といった言葉が家族から聞かれることが多い．

(5) 自分を奮い立たせる気持ち

　家族は強いショックを受け，激しく混乱している．一方で，衝撃や困惑のなかでも，何とか

1. 家族の危機的な心理状態

自分を取り戻そうという気持ちがわき上がってくることがある．子どもは治療について自己決定することが困難なため，重要な意思決定が家族に委ねられることが多い[4]．とくに家族で中心的役割を果たす者の責任は大きく，否応なしに重要な役割や意思決定を迫られるため，自分を鼓舞する気持ちをもとうとする．

NICUでは，出産直後の母親が子どもと面会することが難しいため，多くの場合，父親が最初に医療者からの説明を受け，初めて目にする病気と闘う小さなわが子と1人で対面しなければならない．父親自身もショックの渦中にあり，父親として成長していくプロセスが動き始める前に，過大な父親役割を担わなければならないという戸惑いを感じている．それでも父親は「父親として自分がしっかりしなければ」「自分が頑張らなければ」と自分で自分を励まし，奮い立たせているのであろう．

(6) きょうだいの体験

きょうだいの反応や体験は，きょうだいの年齢や発達段階，子どもの入院より生じた家族内の役割の変化，子どもの病気についてどのように説明されているのかによっても異なってくる．親だけが家族ではなく，きょうだいも重要な家族の一員であるため，きょうだいの体験を事実として理解する必要がある．

家に残されたきょうだいは，親の関心が自分に向いていないと感じ，親から見捨てられてしまうのではないかという不安を感じることがある[5]．また，親が付き添いで不在の時間が長くなると，主な養育者が祖父母に変わったり，親戚の家に預けられたりする．きょうだいは，慣れない環境に置かれることで，新たな環境への戸惑いを体験する．

さらに，きょうだいは，見捨てられるかもしれないという不安から，「良い子」であろうと努力する．これは，家族の一員としての子どもなりの対処であり，子どもの成長を導く体験ともなり得る[6]．しかし，これが長期間に及ぶ場合や，自分の努力が報われない，自分の欲求が満たされない，寂しいなどという思いをうまく表現できない場合には，感情を爆発させ，かんしゃくを起こしたり，周囲の大人や友だちに激しく当たったり，時には自傷行為に至ることもある．同時に，親の関心を一身に集めている子どもに対して嫉妬や不公平感を感じることもある．そして，きょうだいはそのような負の感情を抱いた自分に罪悪感をもつこともある．

このように，親だけでなくきょうだいも，家族としてさまざまな感情を抱き，複雑に揺れ動いているのである．

3) 家族全体に及ぼす影響

これまで，家族員それぞれの危機的状況や体験に触れてきたが，家族員が危機的状況を体験することによって，家族全体にも影響が及び，家族も危機的状況に陥る．

(1) 家族員相互の理解の低下

前述したように，家族はそれぞれが強いショックを受けているため，自分自身を保つだけでも精一杯な状況であるといえる．他の家族員の危機を認めることは，自分自身の危機をも強める危険性があり，他の家族員の気持ちを思いやったり，自分の家族に何が起こっているのか冷静に全体の状況を理解したりすることは困難である[7]．また，家族の心身の疲労が蓄積すると，

他の家族員を思いやる気持ちの余裕がなくなり，家族全体が危機に陥ることが容易に想像できる．

(2) コミュニケーションの変化

家族は常に子どものことが気がかりで，ゆっくり話し合うこともできず，とくに夫婦の会話の時間が減少する傾向がある．また，お互いに傷ついた体験をしているため，話をする気持ちにもならない場合や，お互いを思い合うがゆえに声をかけにくいという場合もある．本来ならば，家族の凝集性を高め，互いに協力して乗り越えていかなければならない場面である[8]．しかし，多くの場合で夫婦間や家族間のコミュニケーションは不足しがちとなり，夫婦，きょうだい，そして祖父母のそれぞれが苦しみ，孤独感や被害者感情を抱いてしまうことで意思疎通が困難な状態に陥りやすい．

(3) 役割構造の変化

強いショックを受けた家族は，それまで担ってきた家庭内での役割を果たせないほどの混乱を生じる．各家族員は自分自身の不安に対処することで精一杯となり，他の家族を情緒的にサポートするゆとりがもてなくなりやすい．つきっきりで子どもを看病する家族員がいる場合には，その家族員が担っていた役割（例えば，家事や育児）を他の家族が担わなければならい．その結果，役割過重が生じたり，役割構造の大きな変化を強いられたりする．

2. 家族への心理社会的支援

わが子への予期せぬ出来事を体験し，危機的な心理状態に陥った家族は，どうにかして危機に対処し，家族なりの安定状態，適応状態に向かう努力を続けていく場合が多い．それは，人間に備わっている危機に立ち向かう潜在能力が引き出されるからである．

本節では，家族が危機を克服するための心理社会的支援について述べる．

小児急性期医療における家族への心理社会的支援

(1) 家族の能力を信じ，家族に寄り添う

援助は，家族の多様なあり方をあるがままに認めることから始まる．それぞれの家族が，さまざまなライフスタイルや価値観，家族全体の力，対処の方法をもっている．子どもに愛情をもち，子どもとともに病気に立ち向かう家族もいれば，子どもに愛情をもてず，子どもが重篤な状態になってよりいっそう子どもから気持ちが離れてしまう家族もいる．また，子どもよりも親のライフスタイルを優先する家族もいる．しかし医療者は，意識的にも無意識的にも「良い親」役割を家族に押し付けている場合が多いのではないだろうか．「親とはこうであるべき」と期待することなく，また家族の善し悪しを判断することなく，あるがままに尊重し，ともに歩んでいこうとする相互的な姿勢から本来の援助が始まると考える．さらに，子どもはもちろんのこと，家族にもその家族なりの能力が潜在し，家族のペースで成長していく可能性を秘めている．家族の能力を医療者が信じ，その家族なりの歩みを尊重する姿勢が重要である．

予期せぬ出来事に傷ついている家族に寄り添い，ともにいることは医療者にとってもつらいことであろう．しかし，医療者がそのつらさを感じながら，家族とともにいることは何よりも家族の支えになる．危機的な心理状態に陥っている家族が，自責の念や不安，後悔，無力感，子どもへの消極的な感情などを抱くのは当然のことである[9]．医療者がそのことを理解して接することで，家族は自分自身を許容し，周囲からの評価や期待からも解放され，子どもと向き合うことができると考える．それが家族に寄り添う支援であり，小児急性期医療における家族支援のあり方であると考える．

(2) 情報を提供し共有する

子どもの病状や治療に関する情報は，家族が事実を正確に理解するプロセスにおいて重要である．そのため，それらの情報は，適切な時期に一貫性をもって正確に伝えられなければならない．しかし，情報の中には家族の危機的な心理状態を増強させる内容が含まれることもある．情報を伝える際には，倫理的に配慮し，いつ，どこで，誰に，何を，どのように，誰が伝えることが最良なのかを考える必要がある．また，家族が危機的な心理状態にあると，衝撃的な内容だけが記憶に残ることや，言われたことを覚えていないこともある．そのため，看護師として内容の確認や補足をし，家族の理解を助けていくことが必要である．また，家族が質問しやすいような雰囲気づくりや言葉かけを行うことも大切である．

(3) 家族がケアや意思決定に参加することを支持する

救急医療や集中治療の場においては，家族が子どもに直接行えるケアは少なく，家族は傍観的な態度をとりがちである．しかし，家族も子どもをケアするチームの一員であることを医療者が認識し，家族も徐々にでもそのように感じることができるよう，医療者が家族とかかわることが重要である．

医療者は，ケアに家族の心情が反映されるよう，家族の声にならない声にも耳を傾け，家族がケアへの参加を希望した際には，それが実現されるように支持する．たとえ，ケアへ参加する希望がなかったとしても，家族が面会に来ること自体が子どものためになっていることを伝える．

家族が自身の存在意義を見いだせるように看護師がかかわることで，家族は自責の念や無力感から解放され，親としての自信や尊厳を取り戻すことができる．そして，親としての自信を取り戻し，さらに強めていくことが可能となる．その結果，治療に対する重大な意思決定においても，医療者に一任する立場ではなく，家族自身の意向やニードを医療者に伝えることができるようになる．

つまり，医療者が家族を支持するということは，家族が本来もっている力を引き出し，家族の心情を後押しする姿勢でかかわるということだと考える．そのかかわりは，家族の危機的な心理状態を癒し，家族の反応が相互に子どもと医療者をも癒す．すなわち，家族がケアや意思決定に参加することを支持することは，心理社会的支援そのものである．

(4) 快適な環境を提供する

家族は子どもをケアするチームの一員であるが，同時にケアを受ける対象でもある．危機的

な心理状態にある家族の凝集性を高め，危機を乗り越えていくためには，悲しみや怒りを抑圧するのではなく，感情のままに気持ちを表出することや，家族同士で悲しみを支え合う体験が重要な意味をもつ．そのため，家族だけで過ごせるプライベートな場を確保し，家族が情報を共有し，今後のことを話し合えるように配慮する必要がある[10]．

また，コミュニケーション不足による相互理解の低下や，役割の変化によって疲労が蓄積している家族のために，休める部屋を用意するとよい．きょうだいがいる場合には，両親や家族がゆっくりと面会や病状説明を受けられるように，看護師がきょうだいを預かるなど，家族の背景に合わせたかかわりが重要である．

このように家族の状況や心情に配慮してかかわることで，家族が自分たちもケアされていると認識することにつながる．そして，家族がそのように認識することで，医療者に受け入れられていると感じ，安心して子どもとかかわることができると考える．

(5) 家族で子どもの危機的状況を分かち合えるように援助する

きょうだいの体験については前述したが，親が家族のかけがえのない一員としてきょうだいに向き合うことができるかどうかが，その体験を左右すると考えられる．

親が，きょうだいに嘘をつかず，患児の心身に起こっていることを正直に話すことが重要である．家族の一員として尊重されていることをきょうだいが実感でき，きょうだいなりに患児のことを理解できれば，自分にできることをしようという気持ちになる．看護師には，自分の気持ちをきょうだいにも話すよう親を促したり，チャイルド・ライフ・スペシャリストや臨床心理の専門家に相談できるよう調整したりすることが求められる．

また，祖父母や近しい親戚にも患児やきょうだいのことを理解してもらうことで，傷ついた家族の支えになり得る場合がある．親からの説明だけでは十分な理解が得られない場合には，医療者から祖父母や親戚に説明する場を設けるなどして，子どもの危機的状況を家族全員で分かち合い，家族の成長につながるよう援助することが両親にとってもきょうだいにとっても重要である[11]．

(6) きょうだいに対しても親役割が果たせるようにかかわる

親は，きょうだいにとってもかけがえのない存在であり，親は患児ばかりに目を向けがちであるが，きょうだいに対しても親役割を担う必要がある．家族が危機を乗り越えるためには，きょうだいの心の安定も必要であり，親ときょうだいのためだけの時間をつくることを助言する必要がある[12]．

また，時間にも体力にも限界があるため，両親だけではきょうだいを十分に支えられない場合もある．その際は，祖父母や親戚の協力を得ることや，きょうだいの成長発達に不可欠な社会環境である学校や保育所などの関係者にも協力を求めることも親役割のひとつである[13]．孤立や親だけで堪え忍ぶことがないよう，周囲の力を適切に借りられるように援助することも重要である．

・　・　・　・

1）乳幼児期の子どもに起こりやすい事故とその予防

　子どもは生後1, 2カ月頃から手足を動かすようになり，あやされて喜びを表したり，機嫌が良いと激しく手足を動かしたりする．そして，生後3カ月以降になると首もすわり，徐々に寝返りを始めるようになる．生後5, 6カ月頃にはお座りができ，臥床していても座っていても身体の移動が可能となる．生後8, 9カ月頃になると，子どもはつかまり立ちやつかまり歩行が可能になり，1歳頃にはつかまらずに歩行ができるようになる．身体の可動が始まると，子どもは事故を起こす危険性が次第に高まり，誰にでもいつでもどこでも事故が起こり得ることを認識する必要が生じてくる．

　乳幼児期の子どもに起こりやすい事故は，「転落」「窒息」「誤飲」「溺水」「転倒」「頭部外傷」「やけど」「打撲」「交通事故」などである．

(1) 転落

　子どもは，生後数カ月で突然寝返りを始めるようになり，それと同時にベビーベッドやソファーなどから「転落」してしまう．床より高い場所に子どもを1人にしておいてはならず，ベビーベッドの柵は常に上げておかなければならない．

(2) 窒息

　寝具がふかふかで柔らかい場合は，「窒息」に注意しなければならない．寝ている子どものそばに，ふかふかの枕や布団，ぬいぐるみを置かないことはもちろん，子どもの顔や頭を覆うような寝具は使用してはならない．また，寝かせる際には，首周りのきつい衣類やよだれかけの紐など，首に巻きつくような衣類や紐は外すべきである．

(3) 誤飲

　子どもは生後5カ月頃になると，寝返りもお座りもできるようになり，それと同時に家庭内のあらゆる物に興味・関心を示して，手に取り，口に入れるようになる．そのため，煙草や灰皿，洗剤や薬品などは「誤飲」を防ぐためにも，子どもの手の届く場所に置いてはならない．さらに，子どもは腹ばいやはいはいができるようになると，トイレや台所，他の部屋に移動するため，「誤飲」の危険がいっそう高まる．

(4) 溺水

　歩行が可能になると，浴室や洗面所にも移動して洗剤や化粧品などの液体を「誤飲」したり，お水が貯められている浴槽に「転落」して「溺水」したりする危険が高まる．自力で移動が可能となった子どもからは極力目を離さないことはもちろん，浴室や洗面所に施錠するなどして，子どもが一人で入れないような対策を講じる必要がある．

(5) 転倒

　乳幼児は，全身に占める頭部の割合が大きく，重心が高い．そして，神経機構や筋肉，骨格が未熟であるうえ，視野が限られているため「転倒」しやすいという特徴があり，「頭部外傷」

の頻度が極めて高い．また，子どもは嘔吐中枢が未熟で，「頭部外傷」の際には嘔吐が出現しやすいため，損傷の程度の見極めが重要である．他にも，階段や遊具の使用による「転落」「転倒」の危険が高く，遊びの際には大人の見守りが不可欠である．幼児期の子どもは，身体活動が活発になるものの，危険を回避できない場合がほとんどである．自宅の階段やベランダなども危険な場所である．ベランダは柵の高さを110 cm以上にし，踏み台になるような物を置かないように注意しなければならない．

(6) やけど・打撲

子どもは視野に入るあらゆる物をつかもうとする．熱いお湯やお茶などによる「やけど」や落下物による「打撲」を回避するため，子どもの手が届く台所のテーブルやガス台などの上にも物を置いてはならない[2]．また，テーブルにはテーブルクロスは使用してはならない．同じく，冬季のストーブ，子どもが強い関心を示す蒸気の出る炊飯器や電気ポットによる「やけど」の危険も非常に高く，子どもの手の届く場所には決して置いてはならない．

(7) 交通事故

大人が抱っこして乗車する場合も多い自動車での移動の際には，「交通事故」などによる衝撃から子どもを守るために，子どもの年齢に合わせたチャイルドシートを正しく座席に固定することが必須である．

・・・・

このように乳幼児期の子どもは，日に日に身体の可動性が高まり，事故はどの子どもにも起こり得る．子どもは発達するからこそ，事故に遭遇しやすくなるものであり，周囲の大人が子どもの可動性や興味・関心の方向性を見極めて，先々の行動を想定しておかなければならない．子どもの行動は，おおよその予測が可能である．

周囲の大人は，あらゆる場所に数多くの事故の危険が潜んでいることを念頭に置く必要がある．田中による子どもの事故防止支援サイトでは，家庭内安全点検チェックリスト「ホームセーフティー100」を提供し，1〜4歳に起こりやすい事故および応急手当を明記している．これは，予防のポイントを含めて親子に対する指導時に大いに参考となる資料である【表6-1】[3]．

2) 学童期以降の子どもに起こりやすい事故とその予防

学童期以降の子どもは，乳幼児よりも活動範囲がさらに拡大し，起こりやすい事故として「転落」「転倒」「交通事故」「切傷」「溺水」などがある．

(1) 転落・転倒・交通事故

学童期の子どもは，屋外で遊ぶ機会も増え，身体の動きも飛び跳ねたり，走ったりと活発になるため，「転落」「転倒」が起こりやすい．中でも，学校の校庭や公園の遊具の使用や高い所に登ることによる事故に注意が必要である．そして，ボールを追いかけて不意な道路への飛び出し，自転車移動や歩行中の「交通事故」の危険が高くなる．そのため，道路の交差点や歩道

【表6-1】 1〜4歳に起こりやすい事故

	起こりやすい事故	予防のポイント
転落・転倒	●ベランダや階段からの転落	箱，家具など，踏み台になるようなものをベランダや窓に置かない．
やけど	●炊飯器や加湿器の蒸気にさわる ●アイロン，ストーブにさわる ●ポット，鍋をひっくり返す	ストーブ，アイロン，ポット，鍋などやけどの原因となるものに子どもが触れないようにする／ストーブなどには安全柵をつける．
溺れる	●浴槽に落ちる，水遊び	わずかな水でも残し湯はしない／お風呂場に外鍵をかける／水遊びの時はライフジャケットを着せ，目を離さない．
誤飲・中毒 窒息	●医薬品，化粧品，洗剤，コイン，豆などを誤って飲む	危険なものは子どもの目に触れない場所・手の届かない場所に片付ける／ピーナッツなどの乾いた豆類を食べさせない．
交通事故	●道路への飛び出し	手をつないで歩く／三輪車に乗るとき・自転車に乗せるときはヘルメットをつける．

（田中哲郎：子どもの事故防止支援サイト．http://www.niph.go.jp/soshiki/shogai/jikoboshi/index.html）

がない道路や狭い道路，交通量の多い道路などの注意を要する場所，交通ルールなどを子どもに正しく教えなければならない．

(2) 切傷

ハサミなどの刃物の使用による「切傷」にも注意が必要である．とくに刃物は正しい使い方や持ち歩く際の注意を教えるとともに，家庭内で刃物を放置することがないようにしなければならない．

(3) 溺水

家族や友人と屋外で遊ぶ機会も増えるにつれて，プールや海，川，池での「溺水」などの水の事故の危険性が高まる．とくに夏季は，涼を求めて出掛ける頻度も高く，気持ちも昂ぶる場面も多い．水流や水深などの危険な情報を確認して，危険な場所で遊ばないように子どもたちに教えるとともに，大人による監視を慎重に行う必要がある．また，最近の水害による被害は甚大である．夏季から秋季には大雨や暴風の影響が大きいため，水辺に出かける場合には天気予報を確認して，危険な場所には近づかないようにし，その旨を子どもに教える必要がある．

・　・　・　・

このように学童期以降の子どもは，学校生活という集団での活動が中心となり，親の関与が徐々に減り，およそ10歳以降は大人として扱われるようになる．集団生活では，仲間意識や共感の心を大切にすることを子どもたちに教え，健全な生活を送りながら成熟していけるように，親や教員，周囲の大人が見守らなければならない．とくに，第二反抗期となる思春期は，自己同一性を確立していく時期であり，子ども自身も身体の発達に心の発達が追い付かず，孤

独感を抱いて苦しむ時期である．大人が自らの経験を教えること，暖かい心で見守ることが求められる．

3）いじめの問題

学童期以降の傷害の1つとして昨今増加している，陰湿ないじめなどによる自殺や他殺を取り上げる．社会現象として無くならないいじめは，いじめ加害者も家庭内の被害者である場合が多いものの，非があるのはむろん加害者である．いじめ被害者の繊細な心を傷つけることはれっきとした犯罪であり，子どもがいじめ加害者にならないようにすることが最善ではある．いじめ加害者に対しては，罪の意識を抱いて被害者へ謝罪できるように，親や学校の教員が共感の心を教えていくことが望ましい．また，いじめ被害者に対しては，親や周囲の大人が心の傷を受けていることに気づいて，癒せるように護っていくことが肝要である．

欧州を中心としていじめ研究が推進されており，いじめを減らすことが可能であることが報告されている．ともあれ，社会のあり方を見直し，人の心に共感でき，人間の尊厳や最善の利益，そして子どもの心の脆弱性を理解して健全に子育てができる環境を整えていくことが，われわれ大人の最大の課題である．

2. 子どもの危険回避としての感染対策

感染症とは，ウイルスや細菌などの病原体が宿主（人や動物など）の体内に侵入し，発育または増殖し，その結果，何らかの臨床症状が現れた状態を指している．病原体が体内に侵入してから臨床症状が現れるまでには一定の潜伏期間がある．子どもがかかりやすい感染症の対策を講ずるには，病原体の種類によって異なる潜伏期間を確実に把握しておくことが重要である．また，乳幼児期には，子どもの年齢等の要因が病態に大きな影響を与える．かかりやすい感染症について熟知し，感染成立のための三大要因（病原体，感染経路，感受性宿主）とともに，親子に指導する必要がある．感染症の症状とケアについて詳しくは，「Ⅳ 11. 感染症」（p99）を参照のこと．

2009（平成21）年4月，「保育所保育指針」（平成20年厚生労働省告示第141号）が施行された．その第5章「健康及び安全」には，「子どもの健康及び安全は，子どもの生命の保持と健やかな生活の基本であり，保育所においては，一人一人の子どもの健康の保持及び増進並びに安全の確保とともに，保育所の子ども集団全体の健康及び安全の確保に努めなければならない」と記載されている．また，2012（平成24）年4月に学校保健安全法施行規則（昭和33年文部省令第18号）の一部改正により，「保育所における感染症対策ガイドライン」が平成24年版に改訂された[4]．本ガイドラインに則して，保健医療福祉機関の関係者，子どもの保護者が，子どもたちの健康と安全を守り，健やかな心身の成長発達を支えていく責任がある．

「学校保健安全法」（昭和33年法律第56条）では，学校において予防すべき感染症を規定し，症状の重篤性（重さ）等により第一種，第二種，第三種に分類している【表6-2】．児童・生徒等が，これらの感染症に罹患した場合，出席停止，臨時休業等の対策を講じ，感染症の拡大を防止しなければならない．保育所は児童福祉施設であるが，子どもの健康診断および保健的対

【表6-2】 学校保健安全施行規則第18条における感染症の種類
（最終改正：平成24年文部科学省令第11号）

第一種	エボラ出血熱，クリミア・コンゴ出血熱，痘そう，南米出血熱，ペスト，マールブルグ病，ラッサ熱，急性灰白髄炎，ジフテリア，重症急性呼吸器症候群（病原体がコロナウイルス属SARSコロナウイルスであるものに限る），鳥インフルエンザ（病原体がインフルエンザウイルスA属インフルエンザAウイルスであってその血清亜型がH5N1であるものに限る）
第二種	インフルエンザ（鳥インフルエンザ（H5N1）を除く），百日咳，麻しん，流行性耳下腺炎，風しん，水痘，咽頭結膜熱，結核，髄膜炎菌性髄膜炎
第三種	コレラ，細菌性赤痢，腸管出血性大腸菌感染症，腸チフス，パラチフス，流行性角結膜炎，急性出血性結膜炎，その他の感染症
（注）	感染症の予防および感染症の患者に対する医療に関する法律（平成10年法律第114号）第6条第7項から第9項までに規定する新型インフルエンザ等感染症，指定感染症，および新感染症は，第一種の感染症とみなす

（厚生労働省：2012年改訂版保育所における感染症対策ガイドライン．http://www.mhlw.go.jp/bunya/kodomo/pdf/hoiku02.pdf）

応については学校保健安全法に準拠して行われており，感染症対策を検討するうえでも参考になる[4]．

1）乳幼児期の感染対策

　乳児は，生後6カ月頃までは母体から移行された免疫があるため，感染症にかかることは稀である．中には，RSウイルスやロタウイルス，肺炎球菌に感染する乳児もいるため，冬季などには厳重な注意を要する．一方，子どもは生後数カ月を過ぎると免疫が減少して途端に免疫能が低下するため，新たなウイルスや細菌に遭遇するたびに症状が発現する．つまり，自分自身の免疫能を獲得するまでの間は最も感染症に罹患しやすい時期である．

　乳幼児がいる家庭では，家族が病原体を家庭に持ち込む場合が多いため，家族全員が手洗い，うがい，マスクの着用などの衛生習慣を正しく身につける必要がある．逆に，幼稚園や保育所などでの集団生活が始まると，子ども同士の感染を経て家族に感染してしまう場合もあるため，同様に衛生習慣を徹底する必要がある．

　さらに，子どもの感染を予防し，重症化を防ぐために，ワクチンがある感染症については家族も接種することが求められる．とくに，乳幼児は年齢が低いほど生理学的予備力が脆弱なため，感染症にかかると重症化するリスクが高い．したがって，自宅であっても集団生活の場であっても，十分な感染対策を講じなければ，子どもの命を守ることができないことを周知しておくべきである．2012年改訂版「保育所における感染症対策ガイドライン」には，下記のような乳幼児の特徴が記述されている[4]．

- 保育所は毎日長時間にわたり集団生活をする場所で，午睡や食事，集団での遊びなど濃厚な接触の機会が多く，飛沫感染や接触感染への対応が非常に困難である．
- 乳児は床を這い，手に触れるものを何でも舐める．
- 正しいマスクの装着・適切な手洗いの実施・物品の衛生的な取扱いなどの基本的な衛生対策が，まだ十分にできない年齢である．

また，とくに乳児（1歳未満）の生理学的特性として，以下があげられる．

- 感染症にかかりやすい：母親から胎盤を通して獲得していた免疫（移行抗体）が生後数カ月以降に減り始めるので，乳児は感染症にかかりやすい．
- 呼吸困難に陥りやすい：成人と比べると鼻道や後鼻孔が狭く，気道も細いため，風邪などで粘膜が腫れると息苦しくなりやすい．
- 脱水症を起こしやすい：乳児は，年長児や成人と比べて，体内の水分量が多く1日に必要とする体重あたりの水分量も多い．発熱，嘔吐，下痢などによって体内の水分を失ったり，咳や鼻水等の呼吸器症状のために哺乳量や水分補給が低下したりすると脱水症になりやすい．

集団生活において感染を防止するためには，感染症の種類による特性，感染期間，出席停止期間（表6-3，Column参照）を理解し，感染力が大幅に減少するまで感染症に罹患している子どもの集団生活への出席を避けるように保護者に説明する必要がある．また，どれほど感染防止の努力を続けても，感染症の侵入を完全に阻止することは不可能であることを認識し，感染症が発症したとしても，流行の規模を最小限にすることを目指す必要がある．

【表6-3】 学校保健安全法施行規則第19条における出席停止期間の基準

第一種	治癒するまで
第二種（結核，髄膜炎菌性髄膜炎を除く）	次の期間（ただし，病状により学校医その他の医師において感染のおそれがないと認めたときは，この限りではない） [インフルエンザ] （鳥インフルエンザ（H5N1），新型インフルエンザ等感染症を除く） ● 発症した後5日を経過し，かつ，解熱した後2日（幼児にあっては3日）を経過するまで [百日咳] ● 特有の咳が消失するまで，または5日間の適正な抗菌性物質製剤による治療が終了するまで [麻しん] ● 解熱した後3日を経過するまで [流行性耳下腺炎] ● 耳下腺，顎下腺，舌下腺の腫脹が発現した後5日を経過し，かつ全身状態が良好になるまで [風しん] ● 発しんが消失するまで [水痘] ● すべての発しんが痂疲化するまで [咽頭結膜炎] ● 主要症状が消退した後2日を経過するまで
結核，髄膜炎菌性髄膜炎，および第三種	病状により学校医その他の医師において感染のおそれがないと認めるまで

（厚生労働省：2012年改訂版保育所における感染症対策ガイドライン．http://www.mhlw.go.jp/bunya/kodomo/pdf/hoiku02.pdf）

Column　出席停止の日数の数え方

　日数の数え方は、その現象がみられた日は算定せず、その翌日を第1日とする。「解熱した後3日を経過するまで」の場合は、たとえば、解熱を確認した日が月曜日であった場合には、その日は日数には数えず、火曜（第1日）、水曜（第2日）、木曜（第3日）の3日間を休み、金曜日から登園許可となる【図6-1】。

　また、インフルエンザにおける「発症した後5日」の「発症」とは、「発熱」の症状が現れたことを指す。この場合にも、発症した日（発熱が始まった日）は含まず、翌日を第1日と数える【図6-2】。

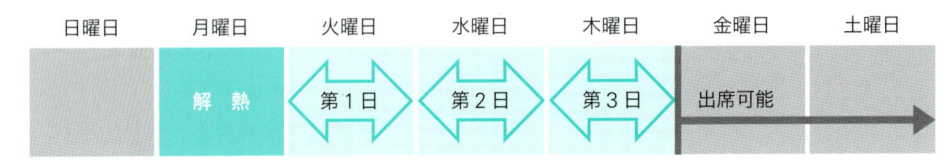

【図6-1】　出席停止期間「解熱した後3日を経過するまで」の考え方

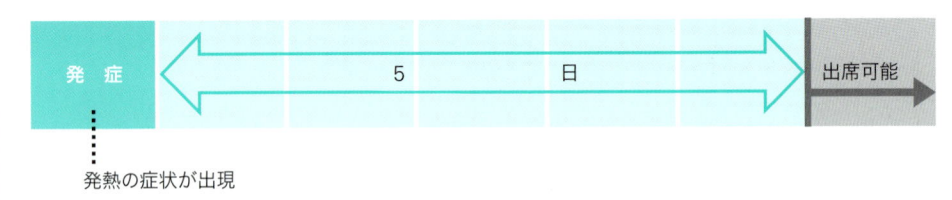

【図6-2】　「発症した後5日」の考え方
（厚生労働省：2012年改訂版保育所における感染症対策ガイドライン．http://www.mhlw.go.jp/bunya/kodomo/pdf/hoiku02.pdf）

2）学童期以降の感染対策

　感染症の中には麻しんや風しん等のように、中学生や高校生、成人において流行が拡大したものもある。人間は、ウイルスや細菌に対する抗体価が低下すると宿主になりやすいうえ、発熱などの症状が現われてもすぐに診断できない場合も多い。とくに麻しんは、小児科専門医であれば直ちに診断可能であるが、大人を対象とする診療科の医師は症状の特徴を見逃してしまう場合があるため、流行の規模が拡大しやすい。流行の規模を最小限に抑えるためには、規定された時期に予防接種を行うことが勧奨されている。また、学童期以降にも予防接種法で規定された定期接種のワクチン・トキソイドがあるため、それらを認識しておく必要がある。さらに、予防接種自体による健康被害もあるため、直ちに対応できるように子どもと保護者にあらかじめ説明する必要がある。乳幼児期の子どもへの感染症対策と同様に、学童期以降もしくは成人への対策も侮ることはできず、大気が乾燥して寒冷な季節には感染症の流行の規模が拡大しやすいため特段の注意を要する。

　2014年10月1日から新たに、水痘（みずぼうそう）が任意接種から定期接種・A類疾病に区分され、公費負担となった。主な理由は、水痘感染力が非常に強く、9歳以下の子どもの発症が90％以上を占めるからである。

Column　感染症の感染経路

感染症の感染経路は下記の通り大きく4種類に分かれている【表6-4】[4].

● **飛沫感染**

感染している人が，咳やくしゃみ，会話をした際に，口から飛ぶ病原体が含まれた小さな水滴（飛沫）を近くにいる人が浴びて吸い込むことで感染する．飛沫が飛び散る範囲は1〜2mである．

● **空気感染**

感染している人が，咳やくしゃみ，会話をした際に，口から飛び出した小さな飛沫が乾燥し，その芯となっている病原体（飛沫核）が感染性を保ったまま空気の流れによって拡散し，近くの人だけでなく，遠くにいる人もそれを吸い込んで感染する．

● **接触感染**

感染源である人に触れることで伝播が起こる直接接触による感染（握手，抱っこ，キス等）と，汚染された物を介して伝播が起こる間接接触による感染（ドアノブ，手すり，遊具等）がある．通常，体の表面に病原体が付着しただけでは感染は成立せず，体内に侵入しなければ発症しない．多くの場合，病原体の体内への侵入口は，鼻や口，あるいは眼である．接触感染の場合，最終的には病原体の付着した手で，口，鼻，眼を触ったり，病原体の付着した遊具を舐めたりすることによって病原体が体内に侵入して感染する．

● **経口感染**

病原体を含んだ食物や水分を経口で摂取することによって，病原体が消化管に達して感染が起こる．食事の提供や食品の取扱いに関する通知等を踏まえた適切な衛生管理が必要である．

【表6-4】　感染症の感染経路

感染経路	主な病原体
飛沫感染	細菌：A群溶血性レンサ球菌，百日咳菌，インフルエンザ菌，肺炎球菌，肺炎マイコプラズマ
	ウイルス：インフルエンザウイルス，アデノウイルス，風しんウイルス，ムンプスウイルス，RSウイルス，エンテロウイルス，麻しんウイルス，水痘・帯状疱疹ウイルス
空気感染	細菌：結核菌
	ウイルス：麻しんウイルス，水痘・帯状疱疹ウイルス
接触感染	細菌：黄色ブドウ球菌，インフルエンザ菌，肺炎球菌，百日咳菌，腸管出血性大腸菌
	ウイルス：RSウイルス，エンテロウイルス，アデノウイルス，ロタウイルス，風しんウイルス，ムンプスウイルス，麻しんウイルス，水痘・帯状疱疹ウイルス
経口感染	細菌：黄色ブドウ球菌，腸管出血性大腸菌，サルモネラ菌，カンピロバクタ，赤痢菌，コレラ菌等
	ウイルス：ロタウイルス，ノロウイルス，アデノウイルス，エンテロウイルス

（厚生労働省：2012年改訂版保育所における感染症対策ガイドライン．http://www.mhlw.go.jp/bunya/kodomo/pdf/hoiku02.pdf）

3. 子どもを養育する家族のための看護

　わが国は，核家族の増加と拡大家族の減少により，保護者の育児能力が低下し続け，昨今の子どもの置き去り件数や虐待等の報道にも見られるように，保護者の不適切な育児と育児環境の悪化による社会的な問題が生じている．また，親世代の精神疾患や心の問題，育児に関する相談相手の不在など，家族機能や夫婦機能も危うい時代を迎えている．小児急性期医療の現場は，そのような保護者に遭遇する窓口でもあり，医療施設へのアクセスがあった時点から家族機能をアセスメントし，事故予防と感染対策を含めて，自宅に帰ってから適切な育児が可能となるような看護を展開しなければならない．また，医療施設だけで育児問題が解決することは決してないため，地域の児童相談所や保健所，福祉事務所，子育て支援施設，訪問看護ステーション，幼稚園，保育所，保育ママ等との連携により，地域における育児支援の連鎖を広げていくことが重要な課題である．

　家族に提供する情報として，新生児期，乳児期，幼児期，学童期，思春期等の子どもの心身の成長発達の特性，基本的生活習慣の獲得方法，月齢に応じた抱っこやおんぶの仕方，お風呂の入れ方，離乳食と食事の与え方，年齢に応じた躾，発達段階に応じた母親役割と父親役割，家族機能の発達的特性等があげられる．出産後すぐに親としての機能を果たせるわけではなく，周囲の大人や家族に支えられながら徐々に親として成長発達していくこと，そして決して母親1人で育児が完結することはないこと，育児には周囲の支援が不可欠であることを伝える必要がある．

　現代の親世代は，自分の子どもが誕生するまで，ほとんど子どもに接した経験がない場合が多く，基本的な育児について学ぶ機会もない．思春期以降には，教育の場における性教育と同様に，基本的な育児の仕方について学習する機会を設けるべきである．小児医療に携わる看護師が，教育の現場に出向いて子どもの発達的特性と基本的な育児の仕方，年齢に応じた子どもへの接し方などを指導することも今後の大きな課題である．

（伊藤龍子）

文献

1) 日本学術会議 臨床医学委員会 出生・発達分科会：提言「事故による子どもの傷害」の予防体制を構築するために．2008．
2) http://www.scj.go.jp/ja/kohyo/pdf/kohyo-20-t62-9.pdf
3) 山中龍宏：子どもの発達と起こりやすい事故．2012．
4) http://www.kokusen.go.jp/wko/pdf/wko-2012_01.pdf.
5) 田中哲郎：子どもの事故防止支援サイト．2004．
6) http://www.niph.go.jp/soshiki/jikoboshi/index.html
7) 厚生労働省：2012年改訂版「保育所における感染症対策ガイドライン．2012．
8) http://www.mhlw.go.jp/bunya/kodomo/pdf/hoiku02.pdf.

索引

あ
アセトン血性嘔吐症 ─────────── 87
アドレナリン ─────────── 25
アミオダロン ─────────── 25
圧迫部位 ─────────── 17

い
インフルエンザ ─────────── 100
いじめ ─────────── 127
医療ネグレクト ─────────── 5
異常呼吸音 ─────────── 31, 35
意思決定 ─────────── 4, 120
意識 ─────────── 29
意識レベル ─────────── 42
意識障害 ─────────── 57, 60
一次救命処置 ─────────── 9
一次性損傷 ─────────── 59
一次評価 ─────────── 31

お
お任せ ─────────── 117
応援 ─────────── 14
嘔吐 ─────────── 60, 92

か
化学熱傷 ─────────── 79
家族 ─────────── 115
　──への心理社会的支援 ─────────── 119
家族対応 ─────────── 50
回数比 ─────────── 13, 18
海水 ─────────── 72
解剖学的蘇生段階 ─────────── 52
外出血 ─────────── 40
外傷 ─────────── 60
外傷所見 ─────────── 44
活動性出血 ─────────── 40
学校保健安全法 ─────────── 127
乾性溺水 ─────────── 73
感受性宿主 ─────────── 127
感染経路 ─────────── 127, 131
感染症 ─────────── 99, 127
緩速均等輸液 ─────────── 88

き
きょうだい ─────────── 118, 121
気管挿管 ─────────── 23, 37
気道 ─────────── 31
気道異物 ─────────── 12, 20
気道確保 ─────────── 12, 14
気道閉塞の有無 ─────────── 31
危機 ─────────── 115
希望 ─────────── 117
虐待 ─────────── 3, 7, 60, 70, 106

　──による頭部外傷 ─────────── 59
吸気性喘鳴 ─────────── 34
吸入 ─────────── 82
急速輸液 ─────────── 88
救命の連鎖 ─────────── 9
胸郭包み込み両母指圧迫法 ─────────── 17
胸骨圧迫 ─────────── 12, 16
胸部突き上げ法 ─────────── 20
胸部X線撮影 ─────────── 47

く
グラスゴー・コーマ・スケール ─────────── 42
空気感染 ─────────── 131

け
ケトン性低血糖症 ─────────── 84, 87
けいれん ─────────── 62
下痢 ─────────── 92
経口感染 ─────────── 131
経口補水液 ─────────── 94
経皮的動脈血酸素飽和度 ─────────── 34
血圧 ─────────── 38
血管収縮薬 ─────────── 25
血管透過性 ─────────── 65

こ
コミュニケーション ─────────── 119
呼気性喘鳴 ─────────── 34
呼吸 ─────────── 29, 31, 32
呼吸モニタリング ─────────── 49
呼吸運動 ─────────── 33
呼吸音 ─────────── 34
呼吸窮迫 ─────────── 35, 81
呼吸苦 ─────────── 81
呼吸原性心停止 ─────────── 14, 18, 23
呼吸障害 ─────────── 57
呼吸数 ─────────── 33
呼吸停止 ─────────── 81
呼吸不全 ─────────── 35, 81
誤飲 ─────────── 56, 75, 124
誤嚥 ─────────── 56
誤食 ─────────── 75
口唇周囲の紅潮や腫脹 ─────────── 31
交通事故 ─────────── 124, 125
抗不整脈薬 ─────────── 25
紅斑 ─────────── 96
喉頭けいれん ─────────── 71
骨髄路 ─────────── 25, 26

さ
再評価 ─────────── 48
最善の利益 ─────────── 4
三次評価 ─────────── 47
酸素投与 ─────────── 36, 37, 82

し

ショック	40, 57
姿勢や体位	31
紫斑	96
自殺	127
自己膨張式バッグ	23
自責の念	117
自動除細動器	9
自律	2
自律性	3
児童福祉法	112
湿性溺水	73
手掌法	66
受傷機転	59, 60
周期性 ACTH–ADH 放出症候群	88
重症児	62
出席停止期間	129
循環	31, 38
循環モニタリング	49
循環血液量減少性ショック	68
初期評価	29
小児一次救命処置	12, 14
小児二次救命処置	9, 21, 22
静脈血ガス分析	47
心リズム	24, 38
心原性心停止	14, 23
心静止	55
心臓マッサージ	62
心停止	9, 16, 35, 40, 55, 56, 81
——の早期認識と通報	12
——の予防	11
心停止アルゴリズム	21
心肺蘇生	2, 9
心肺停止	55, 56
心拍数	38
心理的虐待	107
身体診察	45
身体的虐待	107
神経モニタリング	49
神経学的評価	31, 42
人工呼吸	12, 18

す

ストレス	116
スニッフィングポジション	36
水銀中毒	79
水痘（みずぼうそう）	103
水分補充	94

せ

正義	2
生命倫理	2
生理学的蘇生段階	50
性的虐待	107
脆弱性	3, 4

切傷	125, 126
接触感染	131
潜伏期間	127
全身観察	31, 44
善行	2

そ

早期警戒システム	11
臓器の移植に関する法律	6
臓器移植	6
臓器不全	40
尊厳	3, 4

た

他殺	127
打撲	124
体位の調整	36
体温	44
代償性ショック	40
脱水症	92, 95
単純酸素マスク	37
淡水	72

ち

チアノーゼ	39
窒息	124
中毒症状	77

て

低血圧性ショック	40
低血糖	84
低血糖疑い例	84
低血糖確実例	84
低酸素血症	35
溺水	56, 71, 124, 125, 126
転倒	124, 125
転落	124, 125
電解質補正	94
電気ショック（除細動）	12, 19

と

トルサデポアン	26
努力呼吸	33, 35
統合性	3
頭部画像診断	61
頭部外傷	58, 124
頭部後屈あご先挙上法	32
動脈血ガス分析	47
特発性血小板減少性紫斑病	96

に

- ニコチン ― 76
    - ――の嘔吐発現量 ― 76
    - ――の致死量 ― 76
- 二次救命処置 ― 9
- 二次性損傷 ― 59
- 二次評価 ― 45
- 日本蘇生協議会 ― 12
- 乳幼児嘔吐下痢症 ― 92
- 乳幼児突然死症候群 ― 55

ね

- ネグレクト ― 3, 70, 107, 111
- 熱傷 ― 65
- 熱傷指数 ― 68
- 熱傷受傷面積 ― 68
- 熱傷深度 ― 66
- 熱傷面積 ― 66
- 熱傷予後指数 ― 68
- 熱性けいれん ― 89

の

- ノロウイルス ― 92

は

- バイスタンダー ― 9
- バッグバルブマスク換気 ― 18, 23
- パターナリズム ― 2
- パルスオキシメータ ― 34
- 背部叩打法 ― 20
- 発達障害 ― 60
- 鼻カニューレ ― 37
- 反応 ― 14
- 犯罪 ― 127

ひ

- ヒヤリ・ハット体験 ― 75
- 皮膚所見 ― 39, 44
- 皮膚色 ― 30
- 非再呼吸式酸素マスク ― 37
- 飛沫感染 ― 131
- 被殴打児症候群 ― 106
- 百日咳 ― 101
- 病原体 ― 127
- 病歴聴取 ― 45

ふ

- フェイスマスク ― 18
- 不安 ― 117
- 不慮の事故 ― 11, 123
- 風疹 ― 103
- 腹部突き上げ法 ― 20

ほ

- ホームセーフティー100 ― 125
- ボタン電池 ― 78
- 保育所における感染症対策ガイドライン ― 128
- 保育所保育指針 ― 127

ま

- マニュアル除細動器 ― 24
- 麻疹（はしか） ― 101
- 末梢静脈路 ― 25

み

- 脈拍 ― 16
- 脈拍数 ― 38

む

- 無危害 ― 2
- 無呼吸 ― 62
- 無脈性電気活動 ― 24, 55
- 無力感 ― 117

も

- モニタリング ― 49
- 毛細血管再充満時間 ― 40

や

- やけど ― 124
- 薬剤投与 ― 25

り

- 利益 ― 2
- 流行性耳下腺炎（おたふくかぜ） ― 102
- 流涎 ― 31
- 流量膨張式バッグ ― 23
- 倫理原則 ― 4

ろ

- ロタウイルス ― 92

数字

- 1回換気量 ― 33
- 2本指圧迫法 ― 17
- 4原則 ― 3
- 5の法則 ― 66

A

- ABC ― 12
- ABCDEアプローチ ― 31

Abusive Head Trauma in infants and young children (AHT) ——— 59
ADHD ——— 60
Advanced Burn Life Support (ABLS) ——— 69
Artz の基準 ——— 68
Automated External Defibrillator (AED) ——— 9, 12, 19
　　——の操作手順 ——— 19
AVPU 評価スケール ——— 42

B
Burn Index (BI) ——— 68

C
CAB ——— 12
Cardiopulmonary Resuscitation (CPR) ——— 2, 9, 12
Chain of Survival ——— 9

D
DOPE ——— 49

E
E-C クランプ法 ——— 18

G
Glasgow Coma Scale (GCS) ——— 42

H
Hands-only CPR ——— 13

I
Idiopathic Thrombocytopenic Purpura (ITP) ——— 97

J
Japan Resuscitation Council (JRC) ——— 12

L
Lund and Browder ——— 66

M
Medical Emergency Team (MET) ——— 11, 57

P
Parkland の公式 ——— 69
Pediatric Advanced Life Support (PALS) ——— 9, 21
Pediatric Basic Life Support (PBLS) ——— 12
Prognostic Burn Index (PBI) ——— 68
Pulseless Electrical Activity (PEA) ——— 24, 55

R
Rapid Response Team (RRT) ——— 57
RS ウイルス感染症 ——— 104

S
SAMPLE ——— 45
Shaken Baby Syndrome ——— 108
SpO_2 ——— 34
Sudden Infant Death Syndrome (SIDS) ——— 55

T
Tidal Volume (TV) ——— 33
torsade de pointes ——— 26
Total Burn Surface Area (TBSA) ——— 68

病態を見極め行動できる
子ども急性期看護　評価・判断・対応　ISBN978-4-263-23594-2

2015年1月10日　第1版第1刷発行

編者　伊　藤　龍　子
発行者　大　畑　秀　穂

発行所　医歯薬出版株式会社

〒113-8612　東京都文京区本駒込1-7-10
TEL. (03)5395-7618(編集)・7616(販売)
FAX. (03)5395-7609(編集)・8563(販売)
http://www.ishiyaku.co.jp/
郵便振替番号　00190-5-13816

乱丁，落丁の際はお取り替えいたします　　印刷・あづま堂印刷／製本・愛千製本所

© Ishiyaku Publishers, Inc., 2015. Printed in Japan

本書の複製権・翻訳権・翻案権・上映権・譲渡権・貸与権・公衆送信権（送信可能化権を含む）・口述権は，医歯薬出版（株）が保有します．
本書を無断で複製する行為（コピー，スキャン，デジタルデータ化など）は，「私的使用のための複製」などの著作権法上の限られた例外を除き禁じられています．また私的使用に該当する場合であっても，請負業者等の第三者に依頼し上記の行為を行うことは違法となります．

JCOPY ＜(社)出版者著作権管理機構 委託出版物＞
本書を複写される場合は，そのつど事前に（社)出版者著作権管理機構（電話03-3513-6969，FAX 03-3513-6979，e-mail : info@jcopy.or.jp）の許諾を得てください．